栄養食事療法シリーズ ⑨

高齢期の疾患と栄養食事療法

咀嚼・嚥下障害

褥　瘡

リウマチ，膠原病

建帛社
KENPAKUSHA

編者

渡邉 早苗	（わたなべ さなえ）	女子栄養大学教授
寺本 房子	（てらもと ふさこ）	川崎医療福祉大学教授
田中 明	（たなか あきら）	女子栄養大学教授
工藤 秀機	（くどう ひでき）	文京学院大学教授
柳沢 幸江	（やなぎさわ ゆきえ）	和洋女子大学教授
松田 康子	（まつだ やすこ）	女子栄養大学准教授
高橋 啓子	（たかはし けいこ）	四国大学教授

刊行にあたって

　科学の進歩・発展がもたらす影響は，人々の生活をより便利に，より効率良い方向へと向かわせ，平均寿命は延び続けています。"健康で長生き"は誰しもの願いであり，生活と健康の質に多くの人たちが関心を持っています。

　現在，生活習慣病の予防が国民的課題となり，メタボリックシンドロームの予防を目的とした特定健康診査及び特定保健指導（平成20年4月）が始まりました。

　21世紀は高齢社会と少子化時代を迎えて，要介護高齢者や生活習慣病者の増加をはじめ，医療制度の改革や食環境の変化の中で，健康の維持・増進には一人ひとりが確かな知識とスキルを身に付けていなければなりません。食事に関するマネジメントやケアは高齢者や傷病者にとってはQOLの向上のための支援であり，そのためには健康と病気の関わり，食べ物や調理についての正しい認識を持ち，これらを食生活に展開する能力（実践力）が必要です。

　近年では，メディアを通じてさまざまな情報が流れ，例えば特定の食品やサプリメント，ダイエット法などの効果が誇大に取り上げられています。地球環境の温暖化の問題やスローライフなどの生活スタイルへの回帰を考えると，従来の食材料をバランスよく組み合わせ，さらにそれらを調理し，食事に整えるテクニックを誰もが持つことが望まれます。

　日本人の40歳～50歳代の三大死因は悪性新生物（がん），心疾患，脳血管疾患です。中高年は肥満，糖尿病，脂質異常症，高尿酸血症など，何らかの疾病を抱えており，これらの疾病は食生活との関わりが大きいといえます。

　本シリーズは，身近な疾病とライフステージで見られる特徴的な疾病を取り上げ，その概要と栄養食事療法についての考え方，さらに個々人に適した食事計画が自分でできるようになるために必要な学習内容を盛り込み，加えて料理のバリエーションごとに，栄養量や調理法のポイントが学べるようになっています。家庭において利用できるばかりでなく，管理栄養士・栄養士養成施設に学ぶ学生の教科書，参考書としても大いに役立つものです。

　本シリーズは，建帛社創立50周年記念出版として企画されました。それにふさわしい充実した内容にまとめることができたと思っています。より多くの人々に使用されることを願いつつ，今後も諸氏のご批判を頂きながら，さらに使いやすい書にしたいと願っています。

平成21年1月

編者一同

「栄養食事療法シリーズ」の構成と特徴

　本シリーズは，栄養食事療法を実践する方々，栄養食事療法について学んでいる学生，現在臨床の場で実践中の管理栄養士・栄養士の方々に，さまざまな身体状況（病態）を考慮し，ライフスタイルや嗜好にあわせた治療食の食事計画ができるスキルが身に付くことを目的として編集しました。

本シリーズの構成

　栄養食事療法は1品，1食で成り立つものではなく，また，1日限り実践すればよいというものではありません。日々の積み重ねと長期に継続していくものです。そこで，本シリーズでは，栄養食事療法を継続するうえで必要となる病気の知識，栄養食事療法の知識および実践応用に必要なモデル献立の3つの章に分け，それぞれの疾患ごとにまとめてあります。

　病気の解説は医師によりわかりやすく書かれています。栄養食事療法の解説と食事計画：献立例は臨床に携わっている管理栄養士によってすぐに実践・応用できるよう記載されています。献立はすべてカラー写真で示し，料理名，材料と分量，作り方，栄養素量が示されています。さらに栄養食事療法や献立作成に役立つワンポイントメモを随所に掲載しました。

本シリーズ各疾患ごとの構成

病気の解説	疾患の概要，検査と診断，治療
栄養食事療法の解説	栄養食事療法の考え方，栄養基準，栄養食事療法の進め方，食事計画（献立）の立て方，栄養教育
食事計画：献立例	1日のモデル献立（1〜7日） 組み合わせて使用する料理例（単品メニュー） 主食，汁，主菜（魚，肉，大豆，卵・乳類），副菜（緑黄色野菜，淡色野菜，海藻・きのこ，いも類），デザート・間食

モデル献立と単品メニューの活用

　本シリーズの最大の特徴は，1日のモデル献立の主菜や副菜がそのほかの料理と自由に交換ができるように考えて，主食，汁，主菜，副菜，デザート・間食に分けた単品メニューを掲載してあることです。1日のモデル献立写真の見開きページに，その献立のポイントとともに組合せ献立例を*variation*としてあげました。嗜好，家族構成(環境)，地域性などのライフスタイルに合わせて変更・調整してください。さらに，それら組合せ料理例のレシピと料理写真のページには，栄養食事療法実践に必要な調理のポイントやさまざまな食品の特徴などについてのワンポイントアドバイスを1品ずつに掲載しています。これらをヒントに，入れ替えや組み合わせによりメニューの幅がぐっと広がることを期待しています。　（*variation*については，本シリーズに掲載していない料理などもあります。）

　なお，索引ページに各巻のすべての献立名を掲載しました。献立名での検索に役立ててください。

栄養バランスの確認

　1日のモデル献立では，糖尿病，腎臓病については栄養食事療法で用いられている食品交換表での単位数を掲載しました。そのほかの疾患では，栄養バランスが一目でわかるように「食事バランスガイド」で用いられているコマを掲載して，1日分の献立の栄養バランスを示しました。たんぱく質や脂質の制限がある疾患では，コマバランスが悪い日もあると思いますが，逆に，これはその疾患の栄養食事療法のポイントと考えてください。

全巻セット付録：
栄養計算 CD-ROM

　献立の栄養量は，栄養計算ソフト「エクセル栄養君 ver4.5」（建帛社発行）を用いて計算し，10冊の全献立を1枚のCD-ROMに収め，全巻セットに組み入れました。「エクセル栄養君ver4.5」を事前に準備すれば，セット付録のCD-ROMを「エクセル栄養君」にアドインして，栄養量の再調整が可能となります。このテクニックを利用して，管理栄養士・栄養士養成施設に学ぶ方々は，各疾患の栄養食事療法についての考え方と疾患の理解，食事計画のスキルアップをするための学習教材として活用してください。また，ご家庭においては，季節の食品やその日の食材に自由に置き換え，栄養量の確認ができます。献立のバリエーションを増やす一助としてください。
（詳しい使い方は，CD-ROMに添付してある資料を参照してください。）
＊CD-ROMは，全巻セット販売にのみ付いています。CD-ROMのみの別売はございません。

献立・料理の栄養計算，PFC比，食事バランスガイドの算出方法について

1. 献立・料理の栄養計算は，五訂増補日本食品標準成分表（以下五訂増補食品成分表）に基づき，建帛社「エクセル栄養君 Ver4.5」で栄養計算をしている（小数点以下の四捨五入により「1日の栄養量」の合計値が朝・昼・夕・間食の合計値に一致しない場合がある）。この成分表に収載されていない食品は代替食品を使用するか，公表されている参考値をエクセル栄養君 Ver4.5 にユーザー登録して栄養計算を行った（ユーザー登録をして栄養計算をしている食品は，10巻セット付録のCD-ROM内のユーザー食品登録ファイル参照）。これらの成分値は，五訂増補食品成分表に収載されている栄養素のすべてが収載されていないので，栄養計算時には登録されていない栄養素は「0」として計算されている。
2. 献立例の PFC 比（エネルギー％）の計算は次の式によって計算している。
   P 比（エネルギー％）＝たんぱく質（g）×4（kcal）／総エネルギー（kcal）×100
   F 比（エネルギー％）＝脂質（g）×9（kcal）／総エネルギー（kcal）×100
   C 比（エネルギー％）＝100－（Pエネルギー％＋Fエネルギー％）
3. 食事バランスガイドの「つ（SV）」は次の値によって計算（少数第1位を四捨五入）している。
   主食＝ごはん，パン，めん類等の炭水化物40gを1つ（SV）　　副菜＝野菜，きのこ，いも，海藻，種実の合計重量70gを1つ（SV），野菜ジュースは140gを1つ（SV）　　主菜＝肉，魚，卵，大豆等のたんぱく質6gを1つ（SV）　　牛乳・乳製品＝牛乳・乳製品のカルシウム100mgを1つ（SV）　　果物＝果物の重量100gを1つ（SV），果汁100％ジュースは200gを1つ（SV）

目 次

「栄養食事療法シリーズ」の構成と特徴 ……………………………………………5

咀嚼・嚥下障害　11

咀嚼・嚥下障害の医学 ……………………………………………12

Ⅰ．咀嚼・嚥下障害の概要 …………………………………………12
①咀嚼・嚥下障害とはどのような病気か …………………………12
②摂食と嚥下の生理的メカニズム …………………………………12
③咀嚼（摂食）と嚥下の病態 ………………………………………13
④症状と合併症 ………………………………………………………15

Ⅱ．咀嚼・嚥下障害の検査と診断 …………………………………15

Ⅲ．咀嚼・嚥下障害の治療 …………………………………………16
①嚥下食訓練（直接訓練）の進め方 ………………………………16
②間接訓練 ……………………………………………………………17
③高カロリー輸液（TPN）や経鼻胃管，胃瘻・十二指腸瘻造設（PEG） …17
④薬物療法 ……………………………………………………………17

栄養食事療法 ………………………………………………………18

Ⅰ．栄養食事療法の考え方 …………………………………………18
①栄養食事療法の目的と考え方 ……………………………………18
②経口摂取の重要性 …………………………………………………18
③咀嚼・嚥下機能に応じた食物形態 ………………………………18

Ⅱ．栄養基準 …………………………………………………………19

Ⅲ．栄養食事療法の進め方 …………………………………………21
①栄養補給方法の決定 ………………………………………………21
②胃瘻による栄養摂取 ………………………………………………21
③経口摂取の場合の段階的食事形態の設定 ………………………21

Ⅳ．食事計画（献立）の立て方 ……………………………………22
①嚥下訓練食（ステップアップの進め方） ………………………22
②嚥下障害食（食品選択と調理方法） ……………………………23
③咀嚼障害食（食品選択と調理方法） ……………………………24

Ⅴ．栄養教育 …………………………………………………………25
①基本的考え方 ………………………………………………………25
②食べ方の指導 ………………………………………………………25
③口腔ケア ……………………………………………………………26

介護用食器・自助具のいろいろ ………………………………………26
特別用途食品とユニバーサルデザインフード ………………………27

| 食事計画｜献立例：3日分 | 28 |

献立例1（1,800 kcal）（咀嚼障害) ……28
献立例2（1,600 kcal）（嚥下障害・軽度) ……32
献立例3（1,300 kcal）（嚥下障害) ……36

| 組合せ料理例 | 40 |

主食 ……40
汁 ……43
主菜 ……47
副菜 ……52
デザート・間食 ……57
ゼリー食 ……59
ソフト食 ……60
水分補給ゲル状食 ……61
とろみ剤について ……62

褥　瘡　63

| 褥瘡の医学 | 64 |

Ⅰ.褥瘡の概要 ……64
　①褥瘡はどのような病気か ……64
　②褥瘡の分類と予防 ……65

Ⅱ.褥瘡の検査と診断 ……66

Ⅲ.褥瘡の治療 ……67
　①基本方針 ……67
　② Moist wound healing と消毒 ……67
　③日本褥瘡学会の褥瘡局所治療ガイドライン ……68
　④局所の具体的治療法 ……68
　⑤チーム医療 ……68

| 栄養食事療法 | 69 |

Ⅰ.栄養食事療法の考え方 ……69
　①褥瘡と高齢と栄養の関わり ……69
　②高齢者の生理的変化と低栄養 ……69
　③褥瘡の栄養食事療法の目的と考え方 ……69

Ⅱ.栄養基準（栄養補給） ……70
　①エネルギー必要量 ……70
　②たんぱく質の必要量 ……70
　③脂質の必要量 ……70
　④ビタミン，微量元素の必要量 ……70

Ⅲ. 栄養食事療法の進め方 ·· 72
　①栄養食事療法の進め方 ··· 72
　②栄養食事療法の手順とポイント ······································· 72

Ⅳ. 食事計画（献立）の立て方 ··· 73
　①献立作成のポイント ··· 73
　②褥瘡治癒で特に考慮すべき栄養素 ····································· 73

Ⅴ. 栄養教育 ·· 74
　①食生活指導のポイント ··· 74
　②家族と介護者向けの栄養教育 ··· 74

食事計画｜献立例：3日分 ·· 76

　献立例1（1,700 kcal）··· 76
　献立例2（1,700 kcal）··· 80
　献立例3（1,800 kcal）··· 84

組合せ料理例 ·· 88

　主食 ··· 88
　汁 ··· 89
　主菜 ··· 90
　副菜 ··· 93
　デザート・間食 ··· 95

リウマチ，膠原病　97

リウマチ，膠原病の医学 ·· 98

Ⅰ. リウマチおよび膠原病の概要 ·· 98
　①リウマチの概念 ··· 98
　②膠原病の概念 ··· 98
　③膠原病が疑われる臨床症状 ··· 98

Ⅱ. 膠原病関連の検査と診断 ·· 99
　①免疫学的検査 ··· 99
　②膠原病の診断 ·· 100

Ⅲ. 代表的膠原病の治療 ··· 100
　①慢性関節リウマチ（RA）の治療 ······································ 100
　②全身性エリテマトーデス（SLE）の治療 ······························· 101

栄養食事療法 ··· 103

Ⅰ. 栄養食事療法の考え方 ··· 103
　①栄養食事療法の目的と考え方 ·· 103
　②諸症状の緩和と栄養食事療法 ·· 103

Ⅱ.栄養基準（栄養補給量）……………………………………………104
　①適正なエネルギー量………………………………………………104
　②栄養素のバランスを整える………………………………………105

Ⅲ.栄養食事療法の進め方 ………………………………………………105

Ⅳ.食事計画（献立）の立て方 …………………………………………105
　①献立の立て方………………………………………………………105
　②献立作成のポイント………………………………………………106

Ⅴ.栄養教育 ………………………………………………………………107

食事計画 ｜ 献立例：3日分 ……………………………………108

献立例 1（1,200 kcal）…………………………………………………108
献立例 2（1,400 kcal）…………………………………………………112
献立例 3（1,600 kcal）…………………………………………………116

組合せ料理例 ……………………………………………………120

主食………………………………………………………………………120
汁…………………………………………………………………………121
主菜………………………………………………………………………122
副菜………………………………………………………………………125
デザート・間食…………………………………………………………127

料理さくいん……………………………………………………………130

咀嚼・嚥下障害

咀嚼・嚥下障害の医学 …… 12
医師：金子英司（東京医科歯科大学）

栄養食事療法 …… 18
管理栄養士：柳沢幸江（和洋女子大学）

食事計画｜献立例 …… 28
管理栄養士：柳沢幸江（和洋女子大学）

組合せ料理例 …… 40
管理栄養士：柳沢幸江（和洋女子大学）

咀嚼・嚥下障害の医学

I．咀嚼・嚥下障害の概要

❶ 咀嚼・嚥下障害とはどのような病気か

　摂食とは食べ物を見て，口に入れ，歯で噛み砕き，それをかたまりにまとめて，のどに送り込み，のどを通過して，食道から胃へと送り込む，一連の動きを示し，複雑な神経筋システムによって行われています。しかしながら加齢などに伴い，歯の減少，咀嚼する筋力の低下，唾液の減少，咽頭の筋の弛緩不全，食道内圧の上昇，胃から食道への逆流，喉頭の機能低下，肺炎防御機能の低下や無症候性脳梗塞の合併，さらには他の病気に対する薬剤の影響などが複雑にからみ合って，うまく咀嚼し飲み込むことができなくなってくる場合があり，これを咀嚼・嚥下障害と呼んでいます。

❷ 摂食と嚥下の生理的メカニズム

　摂食行為と嚥下運動は次のように5つのステージに分けられます。

1．摂食行為

① 認知期（先行期）

　これから食べる食物を目で見たり，手で触れたりして，その性状や量を判断し，食べる速度を予測して，口まで適切なペースで運ぶとともに，口元の構えや受け入れ準備をする時期です。

② 咀嚼期（準備期）

　液状ないしは固形の食物を口に入れ（捕食）唇を閉じ，舌の奥（舌根部）がやや持ち上がり，軟口蓋との間（口峡）が閉じて食べ物が保持されます。この状態で，食べ物を噛み砕き（咀嚼），飲み込みやすいかたまり（食塊）をつくります。

2．嚥下運動（図1）

① 口腔期（嚥下第1期）

　横紋筋の随意運動で，口腔の前方は舌により閉ざされ，軟口蓋の上面が引き上げられ，咽頭筋後壁が収縮して鼻咽腔が閉ざされます。舌は徐々に持ち上がり硬口蓋を押し付けて口腔内圧を高め，その結果，食塊は勢いよく咽頭へと送り込まれます。

② 咽頭期（嚥下第2期）

　不随意な反射運動で，咽頭腔に送り込まれた食塊は咽頭粘膜の知覚神経を刺激し，そのシグナルは延髄孤束核に伝達され，延髄網様体にある嚥下中枢により一連の嚥下運動が生じます。軟口蓋の挙上による鼻咽腔の閉鎖とともに，喉頭は上前方に挙上し，喉頭蓋が喉頭口を覆うようにふさぎます。咽頭

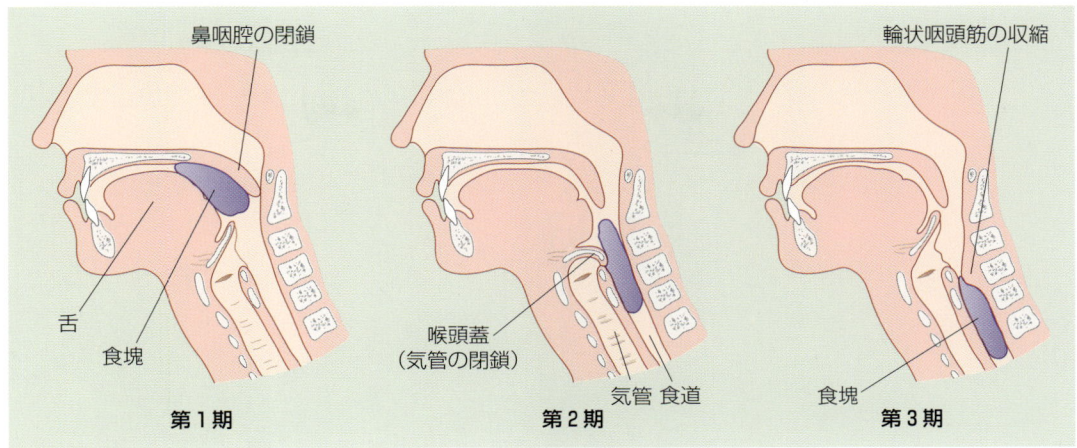

図1 嚥下の各期

収縮筋が下方へ収縮することにより食塊は咽頭腔を下降します。輪状咽頭筋は上部食道括約筋の役割を担い，食塊の下降に伴い弛緩して食道入口部を開口し，食塊は食道に入ります。これらは短時間のうちに順序よく行われます。

3 食道期（嚥下第3期）

食道内に食塊が送り込まれた後，輪状咽頭筋が収縮して食塊の逆流を防止します。食道の蠕動運動と重力により食塊は食道内を下降して胃に送り込まれ，挙上した喉頭は食道期に下降して，気道が再び開きます。

❸ 咀嚼（摂食）と嚥下の病態

1．咀嚼・嚥下障害の病態

咀嚼・嚥下障害の病態としては，いろいろなものがありますが，実際は単独ではなく，いくつもの要因が混在する場合が多く見られます。

1 食塊形成不全

認知障害や咀嚼障害により，口腔内で食塊をうまくつくれない場合です。

2 嚥下運動不全

飲み込み運動ができない場合で，嚥下第1期，第2期に関与する神経・筋の障害や口腔・咽頭内の巨大な腫瘍や高度の瘢痕により起こります。

3 食道通過障害

食道や胃の入口部（噴門）の腫瘍や狭窄，食道筋の運動障害により飲み込むことができても食道を通過しにくい場合です。

4 誤　嚥

嚥下に際して飲食物が喉頭から気管（下気道）に入る状態です（図2）。

　a．嚥下の際に喉頭が十分に閉じないため，喉頭の挙上時（嚥下第2期）に誤嚥が起こるものを喉頭挙上期型の誤嚥と呼びます。

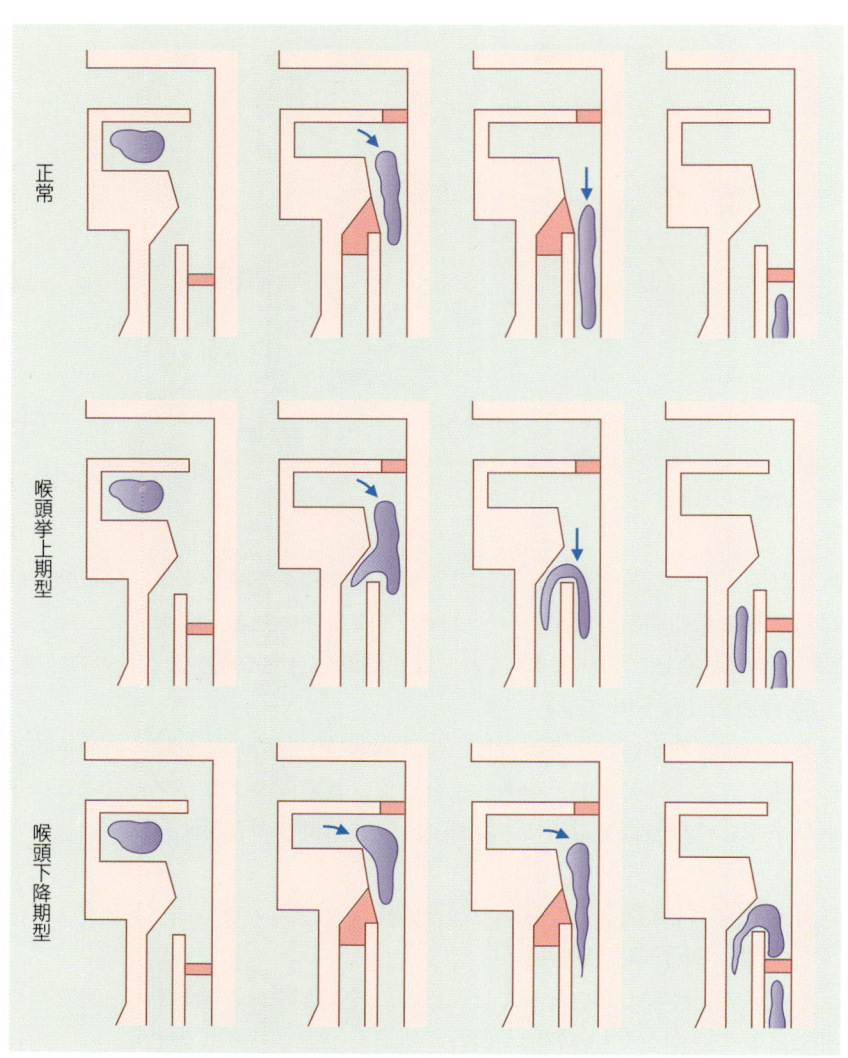

図2　誤嚥の型　平野実：標準耳鼻咽喉科学第3版（医学書院）p.311, 1997より作図

　b．喉頭は閉じるが咽頭内の食物を食道に完全に送り込むことができず，咽頭内に残った食物が，喉頭が開くときに気管に入ってしまうものを，喉頭下降期型の誤嚥と呼びます。
　c．aとbが合併するものを混合型の誤嚥といいます。
　d．飲み込み運動を起こせない場合に，無理に食物を咽頭に入れると喉頭が開いているときに誤嚥を起こすものを嚥下運動不全型の誤嚥といいます。

5 鼻腔内流入

　軟口蓋の運動障害，口蓋の欠損などにより，嚥下に際して食物が鼻腔内に入る場合があります。

6 嚥下痛

咽頭の炎症・腫瘍，異物，外傷などのために，嚥下すると咽頭痛が生じることがあります。

2．口腔内健康と気道感染症

咀嚼・嚥下障害は結果として誤嚥性肺炎を起こすことが多く，特に高齢者では死亡に至る場合が少なくないので注意が必要です。肺炎は口腔内健康と関連しているといわれており，歯周病・う歯・不潔な入れ歯などがあると口腔内の菌が原因で肺炎が起こります。特に脳血管障害，パーキンソン病，慢性アルコール中毒などで誤嚥性肺炎が多く発症します。

❹ 症状と合併症

嚥下障害や誤嚥は，①口腔の悪性疾患や歯の咬合不全，口腔内乾燥などの口腔の障害，②食道憩室，アカラジア，強皮症，胃切除後などの消化器疾患，③意識障害，脳血管障害，パーキンソン病，認知症，筋萎縮性側索硬化症などの神経筋疾患，④高齢者，⑤がんの末期やADL（日常生活動作）の低下した長期臥床者，⑥鎮痛薬・睡眠薬などの使用者，⑦経鼻胃管・気管切開などで生じることが多く注意が必要です。

臨床症状としては流涎（よだれ），食事中のむせ・咳・痰，食後の声のかすれ（嗄声）や喘鳴，咽頭違和感（のどに食物が引っかかる感じ），飲み込みに時間がかかる，食欲低下（食事内容・食べ方の変化，食事中の疲労），食事時間の延長（1時間以上），鼻への飲食物逆流，口腔内の汚れ（食物が残る），肺炎（食物摂取と関連した発熱）を繰り返す，などがあります。むせることがないのに食後に喘鳴を生じるような場合では，嚥下障害による誤嚥により，誤嚥の自覚症状がないまま肺炎となりやすいのでさらに危険です。

Ⅱ．咀嚼・嚥下障害の検査と診断

1．スクリーニングテスト

反復唾液嚥下テスト（repetitive saliva swallowing test：RSST），と改定水飲みテスト（modified water swallowing test：MWST）があります。反復唾液嚥下テストでは30秒間に空嚥下が最大何回できるかをみるもので，2回以下ならば咀嚼・嚥下障害の可能性があるとされています。一方，改定水飲みテストでは3 mlの水を嚥下させて観察します。

2．ビデオ嚥下造影
（videofluorographic examination of swallowing：VF）

VFは造影剤を含んだ食品を咀嚼・嚥下している状況のX線透視画像を動

画としてビデオに記録するもので，嚥下機能を総合的に把握する最も有用な評価法とされています。

3．ビデオ嚥下内視鏡検査
（videoendoscopic examination of swallowing：VE）

鼻咽腔喉頭ファイバースコープを用いて咽喉頭の状態や食塊の動きを簡便に観察することができます。持ち運びが可能なのでベッドサイドや在宅での利用ができます。

これらの検査で誤嚥が確認された場合には，重症ならば経口摂取の中止が必要と考えられ，軽症の場合には誤嚥を防止するための摂食訓練を行う必要があります。

Ⅲ．咀嚼・嚥下障害の治療

咀嚼・嚥下障害の治療としては，いかに誤嚥を予防するかが重要ですが，歯科治療と口腔内ケア，食事の際の体位，食物の形態の工夫，嚥下リハビリテーション，必要に応じて薬物療法などを行います。不足栄養量は中心静脈・経管栄養法にて補います。

❶ 嚥下食訓練（直接訓練）の進め方

食物の形態を変えながら，徐々に嚥下訓練を進め，通常の食事ができるようにしていきます（p.22，図3参照）。開始食などではエネルギーが十分にとれないので，点滴，高カロリー輸液，経管栄養などを併用して，必要なエネルギーがとれるように工夫します。

よく噛んで食べること（十分な咀嚼）は，舌や下顎の運動になり，脳も賦活化し食塊形成にもよい影響を与えます。飲み込み時に必ず2回飲み込むようにさせたり（複数回嚥下），直後に咳払い（随意的な咳）をさせたりすることで誤嚥を減らすことができます。また，ゼラチンゼリーなどの嚥下が咽頭残留の除去につながることから，ゼリーなどを他の食物と交互に食べたり（交互嚥下），食事の最後にゼリーを食べたりするようにします。

食事に時間のかかる人の場合には，疲れて誤嚥しやすくなるので，45分程度を目安として，不足分は間食や補助食で補うようにします（少量頻回の食事）。

食後にすぐ横になると，食べたものが胃から食道へと逆流して逆流性食道炎や誤嚥性肺炎の原因となるので，食後2時間位はなるべく座っていてもらうこと（食後の座位保持）も重要です。

❷ 間接訓練

　食物を用いない訓練で，基礎的嚥下訓練とも呼びます。口唇・頬のマッサージや，可動域訓練，嚥下体操，筋力付加訓練に加え，呼吸訓練などがあります。これらの間接訓練は，直接訓練と並行して進められます。

❸ 高カロリー輸液（TPN）や経鼻胃管，胃瘻・十二指腸瘻造設（PEG）

　これまで述べてきたような方法でも，経口摂取が難しい場合には，高カロリー輸液（total parenteral nutrition：TPN）や，経鼻胃管，胃瘻・十二指腸瘻造設（経皮内視鏡的胃瘻造設術 percutaneous endoscopic gastrostomy：PEG）などを行いますが，経鼻胃管は特に誤嚥しやすいので注意が必要です。また，経口摂取を改善し誤嚥を防止するために，咽頭や喉頭の手術療法を行う場合もあります。

　いずれの場合も，栄養状態が悪いと意識状態や嚥下機能が改善しない場合もあるので，TPNやPEGなどで栄養を改善しながら，徐々に根気よく嚥下リハビリテーションを試みていくことが大切です。

❹ 薬物療法

　高齢者や脳梗塞を起こした場合は，嚥下反射や咳反射が低下し，誤嚥性肺炎になりやすいことが知られています。頸部神経節で合成されたサブスタンスPという物質が，迷走神経知覚枝を介して逆行性に咽頭や気管に放出されて，嚥下や咳反射が起こるのですが，高齢者では大脳基底核でのドーパミン代謝が低下して，サブスタンスPが減少しています。睡眠中は大脳基底核のドーパミン代謝が低下しやすく，さらに向精神薬や睡眠薬などでも，ドーパミン代謝が低下しやすいのでこれらの薬の内服中は特に注意を要します。一方，とうがらしの成分であるカプサイシンは，サブスタンスPを放出する働きがあり，脳循環代謝改善薬でドーパミン遊離を促進するアマンタジンも嚥下反射を改善します。また，高血圧治療薬のACE阻害薬の副作用として咳嗽(がいそう)がありますが[*1]，この薬を投与することにより嚥下反射が改善し，肺炎の発症率が減少します。嚥下反射の低下は，脳血管障害によることが多く，脳梗塞の予防薬である抗血小板薬のシロスタゾールを使用すると，誤嚥性肺炎が減少することも知られています。したがって，嚥下障害や誤嚥性肺炎の既往のある場合は，このような内服薬の使用も考慮されます。

*1 ACEがサブスタンスPの分解酵素の1つであるために，ACEを阻害すると咳嗽が起こりやすくなる。

栄養食事療法

Ⅰ．栄養食事療法の考え方

❶ 栄養食事療法の目的と考え方

　咀嚼・嚥下機能が低下している場合，食べるのに時間がかかったり，食べやすい食べ物に限定されてしまいがちです。また，むせるなどの理由から低栄養が生じたり，水分補給不足による脱水症状がでたりするおそれもあります。これらの低栄養や脱水により，免疫力の低下や，ADLの低下がもたらされたり，寝たきりや行動範囲の低下などの廃用性の機能低下[*1]を引き起こすという悪循環が生じやすくなります。このような悪循環を防ぐために，一人ひとりの咀嚼障害・嚥下障害に対応した栄養食事療法が重要です。

❷ 経口摂取の重要性

　障害の状況によっては，経口摂取だけではなく経管栄養の選択肢もありますが，栄養摂取の基本は経口摂取であるという理念を強くもつことは，咀嚼・嚥下障害の栄養食事療法の基本です。ただ，通常より一口量が少なくなっているため，栄養摂取の全てを経口摂取するには，1食でもかなりの量（口数や，飲み込み回数）になることを配慮する必要があります。それだけに，食事としておいしく，食べやすいことが大切です。食物のおいしさは，大脳に作用し，スムーズな咀嚼・嚥下をもたらします。

❸ 咀嚼・嚥下機能に応じた食物形態

　咀嚼・嚥下には5つのステージがあり，それぞれの障害に適した食物形態や食べ方，食べさせ方があります（p.12参照）。

1．認知期

　食べ物を口に入れる前の段階で，自分で食物を口に入れることができるような環境を整える工夫をします。それには，以下の項目を確認しながら食べさせ方や食物形態を決めます。①食べる意欲や意識があるか。②食べている間の座位を保てるか，また自分で座り直せるか。③食具を使っての自食が可能か（口まで運び，口に近づいたときに顔を前に出すための首や顎の動きができるか等）。自食は，QOL（生活の質）を高めるだけでなく，機能の低下を防ぐことにもつながります。使用可能な食具・食器の工夫や，手づかみでも食べられるような形態の配慮が必要です。

2．咀嚼期

　歯の欠損や，義歯の具合が悪い場合，また舌・顎・頬の動きに障害がある場合は咀嚼が十分にできず，飲み込むための食塊形成ができなくなります。

[*1] 高齢者が病気や障害などにより，日常の活動性が低下したり，安静を保たなければいけないときに発生する2次的な機能の衰えをさす。廃用性の機能低下は，運動機能の低下（筋萎縮，筋力低下，関節拘縮，関節痛など）のほか，循環器機能の低下，さらに骨が弱くなることや床ずれなども含まれる。

そこで，食塊形成を助ける工夫が必要です。咀嚼障害があるときは，食事に時間がかかったり，口からこぼれたり，口の片側，頬と歯の間，舌の下などに食べ物がたまることが観察できます。食塊を形成しやすい食物形態とは，①口の中でばらけない「まとまりのよさ」，②のどをすーっと通っていく「滑らかさ」と，③「軟らかさまたは粒度の細かさ」が必要です。咀嚼が正常の場合は，どんな形状やかたさの食物でも，舌と歯と頬の協調作用で食物を飲み込めるような小ささにし，唾液と混和させることで，滑らかさとまとまりをつくることができます。しかし，これがうまくいかないのが咀嚼障害ですから，食物に上記3要素をもたせることが必要になります。したがって，この逆の「ぱらぱら」「ぱさぱさ」は，食塊形成がしにくい食物形態です。

3．口腔期

口がきちんと閉じない，舌の片側が縮んでいるなどの舌の障害がある場合等は，口腔期に障害が生じます。いつまでも口の中に食べ物がたまっていたり，食べ物が鼻から出たり，食事中に鼻水が出るなどの症状が見られます。そこで，喉（咽頭）に送り込みやすい食物の工夫をします。この場合は咀嚼期の障害と同様に，喉に送り込みやすい食塊形成を助ける食物形態が必要になります。また「ぺたぺた」した食物形態は，咽頭に送り込みにくいのでよくありません。

4．咽頭期

咽頭にある食塊を食道に送り込む，まさに「ごっくん」と飲み込む瞬間ですが，この時期に障害がある場合は誤嚥の危険があります。むせやすかったり，食事の後半や食後に咳や痰がよく出る場合は，咽頭期の障害があります。そこで，嚥下しやすい，誤嚥しにくい食物の工夫をします。

咽頭反射が遅いので，ゆっくりと滑るような物性で，あまりべたつかないことが大切です。軟らかめのゼラチンゼリー（約1.6〜1.8％濃度）は，咽頭を通過するときにまとまりをもって，ゆっくり流れるという点から適しています。食塊がなるべく均質であると，咽頭部の食物残渣が少なくなります。また，飲み込むとき顎を引いたり，片側の障害の場合は首を傾けてなるべく障害のない側で飲み込むなど誤嚥を減らす食べ方の工夫が必要です。

II．栄養基準

エネルギー・たんぱく質・水分・ミネラルが重要で（表1），加えて，栄養投与方法の決定と口腔・咽頭状況に応じた食物形態の検討が必要です。

1．適正なエネルギー量

対象者の多くは，身体活動のレベルが低めなので，エネルギー量の簡便な

表1　栄養基準

段階	特徴	エネルギー量（kcal/日）	たんぱく質（g/日）	水分量（g/日）
嚥下1期	食物繊維が少なく粘膜への付着性が弱い ゼラチン寄せが中心	600	30	500
嚥下2期	嚥下1期に比べ，食物繊維が多く，粘膜への付着性がやや高い ゼラチン寄せが中心	1,000	50	1,500
嚥下3期	嚥下2期に加え，ピューレ，ムース状の形態を取り入れる	1,200	60	2,000

算出は，体重1kgあたり25〜30kcalで求めることができますが，褥瘡や重症感染症のような身体への浸襲程度によってエネルギー必要量は増加します。つまりストレス係数を取り入れたエネルギー設定が必要です。

2．たんぱく質

基準体重あたり1.0gで算出し，活動量に合わせて摂取量を多くします。70歳以上の高齢者のたんぱく質摂取基準は体重あたり1.13gですが，PEM（たんぱく質・エネルギー栄養不良状態）である場合が少なくないので，エネルギーと合わせてたんぱく質が不足しないことが大切です。

3．水　分

必要な水分量は体重（kg）×30gまたは摂取エネルギー量×1gを目安にして，体内でつくられる代謝水約200gを差し引いた量を食物や飲料からとります。下痢や発汗等の水分の排出の程度によっては，さらに補充が必要です。また，嚥下障害がある場合，口からの日常的な水分摂取がしにくくなるのに加え，咳や痰によって排泄する水分量が多くなるので，むせない配慮をしながら水分確保が必要です。

脱水により食欲低下，意欲低下，意識障害，血圧低下といった症状がさまざまな程度で出現し，認知症と間違えてしまう場合もあるので，水分確保は大切な栄養管理です。

4．鉄・銅

鉄欠乏性貧血は高齢者に多く見られます。また鉄の吸収・利用効率も低下しているため，鉄は10mg/日必要となります。加えて，銅も鉄の働きを助けているので0.7mg/日を下回らないようにします。

5．ナトリウム

経腸栄養剤は，ナトリウム・カリウムといった電解質を低めに設定していることも多く，特にナトリウムは少ない場合が多く見られます。経口摂取では，ナトリウム過剰はあっても不足することはないのですが，経腸栄養中心になっている場合では，意識障害や，知的能力の低下をもたらす低ナトリウム血症が生じる場合もあるので必要量の確保に留意します。経口摂取でも，食事量を低下させないためうす味にし過ぎないことが大切です。

Ⅲ. 栄養食事療法の進め方

❶ 栄養補給方法の決定

　適切な栄養補給をどのような経路で摂取するかの検討がまず必要になります。咀嚼障害の場合では食物形態を配慮すれば経口摂取できますが、嚥下障害がある場合は、誤嚥の危険があるため症状に応じて種々の非経口的栄養補給が用いられます。しかし、介護保険法の改正で、経口移行加算や経口維持加算も新設されていることから、咀嚼・嚥下障害の検査・診断をしながら、経口摂取を増やし、維持していくことがQOLの維持・向上につながると考えられています。

❷ 胃瘻による栄養摂取

　胃瘻は内視鏡下で造設できるようになってから普及が進みました。従来から行われている経鼻経管栄養に比べて外観もよく、のどに管が入らないため、飲み込みのときの違和感がなく、経口摂取の練習が行いやすくなります。栄養剤は取り扱い上、医薬品と食品に分かれます。食品として扱われているものは種類も多く、半固型化して胃瘻専用のものや、経口摂取も考慮に入れ、味・テクスチャーの設定がされているものもあります。いずれにしても胃瘻のみに頼るのではなく、可能なかぎり嚥下訓練を併用し、移行食（介護食）までのステップアップを図ったり、栄養的な意義は得られなくても、維持している五感を使って、味わい食べる楽しみが維持できるようにしましょう。

❸ 経口摂取の場合の段階的食事形態の設定

　咀嚼・嚥下障害の程度に応じて段階的に食物形態を設定していくことは、多くの施設・病院で実施されています。しかし、その段階や名称は統一されてなく、まちまちであるのが現状です。きざみ食・ミキサー食・とろみ食などの名称が付けられ、普通食より食物サイズを小さくし（咀嚼量の低下のため）、市販とろみ調整食品やでんぷんによって、まとまりのよさ、滑らかさを加える（誤嚥を防ぐ）方法が一般的です。これらは調理の効率性は高いのですが、咀嚼障害・嚥下障害の区別がなく、通常の食物とはかけ離れて食欲を低下させ低栄養を招くおそれもあります。栄養管理の立場から、これらの現状を改善するためにさまざまな試みが行われています。代表的な以下の2つの段階的形態区分を紹介します。

1. 嚥下食ピラミッド（図3）*2

　L5は普通食なので実際の咀嚼・嚥下食はL0～L4の5レベルとなりま

*2 嚥下機能に応じた食物形態や嚥下訓練の進め方が分かりやすいようにピラミッド形にまとめたもの。

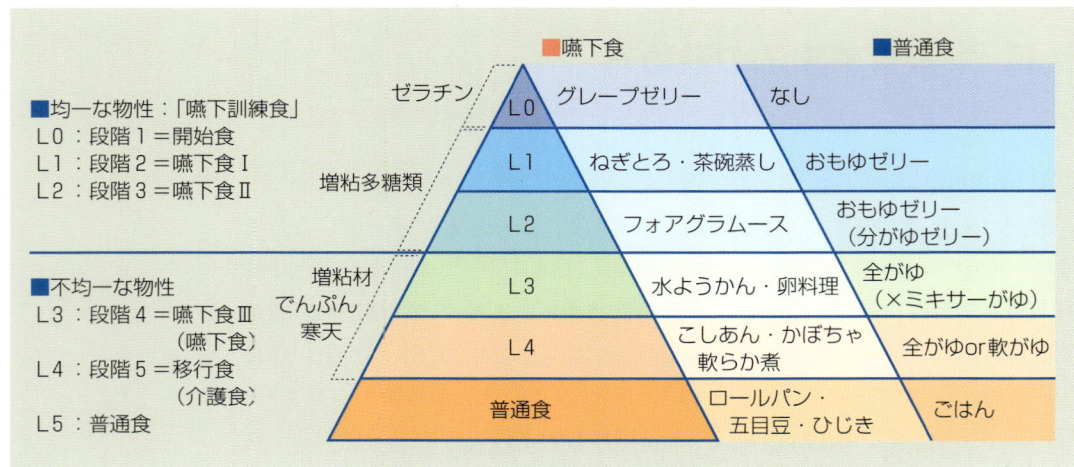

図3　嚥下食ピラミッド　江頭文江他編著：嚥下食ピラミッドによる嚥下食レシピ125（医歯薬出版）2007

す．経腸栄養から経口栄養に移行させていくための段階が示され，L2までは嚥下訓練食として位置づけられ，実際の栄養補給は経管栄養が主体となります．

L3・L4が，経口摂取主体の食事となりますが，咀嚼障害と嚥下障害とに分けて対応されていないため，経管から経口摂取への移行手段としては有効ですが，その後の経口摂取時の食物形態の面では一元化し過ぎているといえます．

2．咀嚼機能低下対応と嚥下機能低下対応

「介護食」[*3]という名称で咀嚼機能低下対応と，嚥下機能低下対応とに2分し，4区分（軟らか食，軟らか一口食，軟らかつぶし食，軟らかゼリー・とろみ食）としたものです．障害のポイントを整理して，咀嚼（口腔内）と嚥下（咽頭内）とに分けて対応することで，より個人の疾病状況に対応できるようになります．

そこで以下では，①嚥下訓練食，②嚥下障害食，③咀嚼障害食の3つに分けて説明します．

*3 咀嚼・嚥下障害の経口摂取に用いる食事を，「介護食」と呼んでいる．

IV. 食事計画（献立）の立て方

❶ 嚥下訓練食（ステップアップの進め方）

果汁のゼラチンゼリー（嚥下食ピラミッドL0）を用いて，経口摂取の可否を判断した後，段階的訓練としての嚥下食を始めます．その際，提供した食物が，安全に（単に食べているときにむせなかったということだけでなく，

食後の咳や痰の状態や，翌日に熱が出ないかなどにも配慮する）適切な時間の範囲で本人が疲れることなく食べられることを確認します。経口摂取へのステップアップの項目は，食物形態・食事量・食事回数・食べる姿勢などが考えられ，状態に応じてこれらの条件を適宜，弾力的に変えていき，可能な限り安全な経口摂取を多く取り入れられるようにします。以上のような食物を用いた直接訓練[*4]と，間接訓練[*5]を併用します。

❷ 嚥下障害食（食品選択と調理方法）

嚥下しやすい状態とは，①べたつかず，②まとまっていて，③ゆっくりと滑るような状態なので，食品をその状態にするか，これらの状態になっているとろみのある衣で食品をくるむ方法とがあります。

1 食品そのものを嚥下しやすくする：普通食に水分を加えミキサー等で滑らかな状態にして，ゼラチン・寒天・でんぷん・とろみ調整食品でゼリーのようなゲル状にするか，とろみを付けたゾル状にする方法がよく利用されています。しかし，普通食として通常食べている料理の中にも，「ゲル状の食物」として，絹ごし豆腐，具なし茶碗蒸し，ゼリー寄せ，ゼリー等がありますし，「ゾル状の食物」はポタージュ，とろろ，すり流し等がありますのでこれらを積極的に取り入れることが大切です。誤嚥しやすい食品を表2に示しました。

2 とろみのある衣の利用：白和えやマヨネーズ，ごまペースト，とろろ，かたくり粉によるあんなどを利用します。これらに和える食品は，咀嚼障害食を参考に食塊形成しやすい状態にしておくことが必要です。つまり軟らかく，小さめにしておきます。また飲み込む力が弱く，口の中に食べ物の残渣が残ってしまう場合には，食品をより均一になるようにします。

3 水分補給：嚥下障害では，水分補給に誤嚥を引き起こさない配慮が必要になります。ゼリー状になった水を用いたり，お茶ゼリーを用います（p.61参照）。とろみ調整食品で濃度を付けることもできますが，濃度が付いている場合はただの液体の状態より，飲む量が減りますので量の確保を確認することが大切です。

4 味付け：酸味の強い物はむせやすいので，酸味を弱くします。唾液の分泌を高めるため，うす味にし過ぎず味にメリハリを付けます。

[*4] 嚥下訓練食を用いて，摂食訓練をすることを，直接訓練と呼ぶ。注意点はp.16を参照。

[*5] 食物を用いる直接訓練に対して，食物を用いない嚥下訓練を間接訓練と呼ぶ（p.17参照）。

表2　誤嚥しやすい食品

さらさらして，むせやすいもの	水・みそ汁・牛乳等の飲料
酸味が強く，むせやすいもの	酢の物，酸味の強い柑橘類・果物など

❸ 咀嚼障害食（食品選択と調理方法）

　歯や舌・唾液で行う口腔内での食物の変化を，調理等で補った食物形態で「まとまりのよさ」「滑らかさ」「軟らかさまたは小ささ」を条件とします。食塊形成しにくい，または咽頭に送り込みにくい食品を表3に示しました。

　1 主食：①米は，一般的には全がゆを利用することが多くなりますが，通常のごはんに比べて，かさが2倍以上になるためおかずの摂食量を妨げることがあります。可能であれば軟飯（仕上がり3倍重量，加水量2.5倍重量）が望まれます。
②パンはそのままではぱさつくので，フレンチトーストやパンがゆ，もしくは軟らかい具材を入れたサンドイッチにします。

　2 主菜：①肉は，軟らかい部位を選んで，細かく切り目を入れてから，かたくり粉を付けて調理すると食べやすくなります。あるいは，ひき肉を用いてつなぎ（たまねぎ・やまいもなど）を加えて再形成し加熱します。調理方法は，煮る・蒸すを用いた方が軟らかくなります。ひき肉のそぼろの場合は，汁にとろみを付けます。
②脂肪が少ない魚は加熱するとぱさつくので，かたくり粉によるあんを利用して食べやすくします。脂肪の多いかれい・銀だらなどは通常の料理で食べられます。刺し身は衛生面に気をつければ食べやすい形態です。
③卵は，ゆでたまご，加熱し過ぎたいりたまご以外は通常の調理で食べられます。
④豆腐はそのまま，納豆は少し細かくし，大豆はつぶして使用します。

　3 副菜：①野菜は加熱時間を長くし軟らかくします。トマト以外の生野菜は食べにくいので，加熱野菜を中心にしたり，すりおろします。加熱しても舌でつぶれる位の軟らかさにならないたけのこ・ごぼうなどは，切り方を小さくしとろみを付けてまとめます。
②いもは加熱によって十分軟らかくなりますが，水分が少ない場合はむせやすいので汁気を多くします。
③きのこ・海藻は加熱しても軟らかくなりにくいので，小さく切ります。

　4 牛乳・果物：牛乳はそのままではむせる場合はとろみ調整食品を用い

表3　食塊形成しにくい・咽頭に送り込みにくい食品

かたいために咀嚼しにくく，口の中でばらけやすいもの	かまぼこ，いか，たこ，肉，こんにゃく，れんこん，ごぼう，ピーナッツなど
口の中でぱさつくもの	パン，カステラ，ゆでたまごの卵黄，焼きいも，粉ふきいもなど
口の中にぺたっとはりつきやすいもの	わかめ，のり，青菜類，ウエハースなど
粘りが強いうえに，噛み切りにくいもの	もち，だんご，生ふなど

たり，クリームシチューなどの料理に使います。ヨーグルトはそのまま食べられます。果物は全般的に軟らかいので，そのまま食べられるものが多いのですが，柑橘類の皮は除いて食べます。りんごがかたい場合は，コンポートにします。果物の缶詰はパインアップル以外はどれも軟らかいのでそのまま食べられます。

最後に咀嚼・嚥下障害の食事計画では，以下の4つの基本条件が満たされていることが大切です。①おいしいこと（味や外見がよいこと），②障害に応じた安全な食物形態・テクスチャーであること，③エネルギー・栄養素・水分が不足しないこと，④家庭内であれば，経済的に手間の面からも毎日安定して準備ができることです。

V. 栄養教育

❶ 基本的考え方

咀嚼・嚥下障害は長期間にわたることが多いうえに，食べやすい食物形態にするのに手間がかかり，また食べるのに時間がかかったりと，本人に加えその家族の負担も大きいものです。そのため障害に適した食物形態と食べ方がいかに低栄養・脱水・誤嚥にとって安全であるかの理解をしてもらうことが大切です。加えて，毎日のことなので，難しい，大変と拒絶されないように，実習などを加えた分かりやすい指導が望まれます。

❷ 食べ方の指導

一口量を少なくし，よく噛んで食べることで嚥下を引き出すことにつながります。またテーブルの高さや，いすの背もたれの角度などを配慮し，食べる姿勢や，その人が飲み込みやすい体位を心がけます（図4参照）。さらに

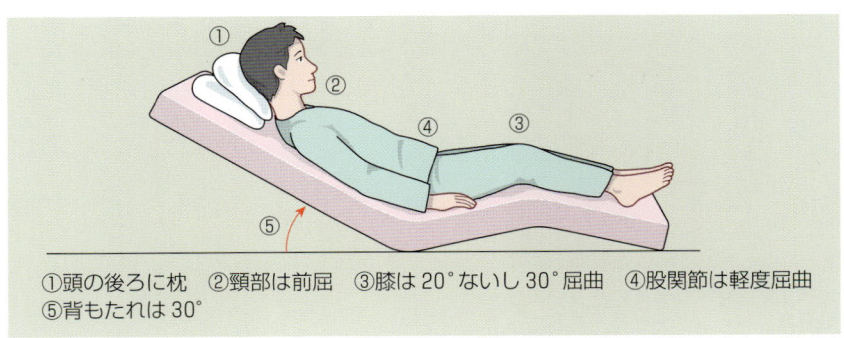

①頭の後ろに枕 ②頸部は前屈 ③膝は20°ないし30°屈曲 ④股関節は軽度屈曲
⑤背もたれは30°

図4　誤嚥を少なくする姿勢

自分で食べられるような食器・食具（下記参照）を説明し，自食ができる工夫を指導します。

❸ 口腔ケア

　誤嚥性肺炎の予防には口腔ケアは欠かせないものです。また，舌の体操や口の開閉運動，口をふくらませたりする運動，口腔周辺筋のマッサージや唾液腺の刺激といった口腔ケアが，咀嚼・嚥下機能の回復にもつながります。食事終了後，口の中に食物残渣が無いかの確認とともに，うがい，ブラッシングなどの口腔ケアが大切であることを指導します。特に，ほとんど咀嚼を必要としない咀嚼・嚥下障害の食事では，唾液の分泌も少なく，口腔に食品がべたつく傾向があり，口の中が不衛生になりがちです。誤嚥による肺炎も，食事の誤嚥に限らず，寝ている間に唾液に混入している口腔内細菌を誤嚥することによって引き起こされる場合も多いのです。また，口腔ケアによって口の中がきれいになることにより，食事がよりおいしく感じられるようになります。

● 介護用食器・自助具のいろいろ

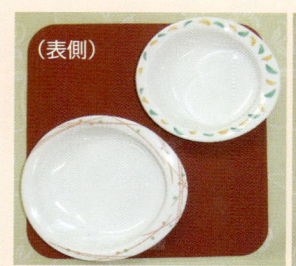
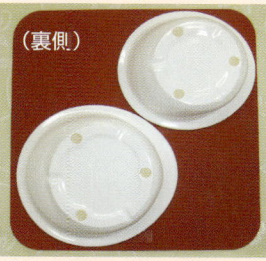

器の裏にすべり止めのラバーが付いて固定しやすくなっています。敷いてある茶色のマットもラバー製のすべり止めマットです。

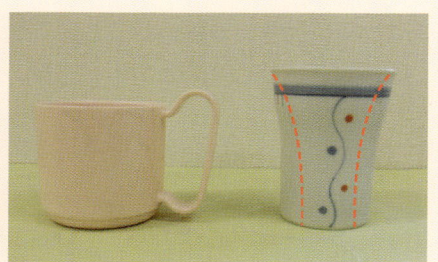

左はとっての大きく手で握ることができなくても飲むことができるカップ。右は点線で示したように中が細くなっていて，あまり傾けなくても中の液体が出るため，上肢に不自由のある人にも飲みやすくなっています。

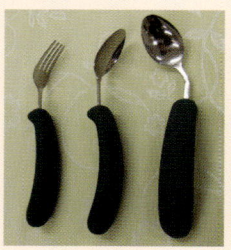
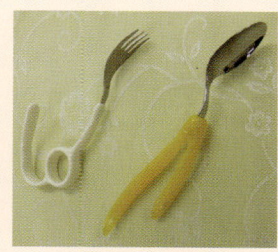
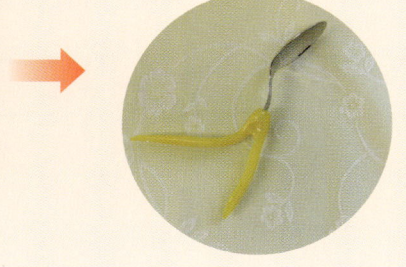

柄や角度を工夫して持ちやすく，食べやすくしたスプーンとフォークです。右の写真のスプーンは柄をお湯で温めることで使う人に合ったさまざまな形状に変えられます。

〈参考資料〉特別用途食品とユニバーサルデザインフード

　特別用途食品の1つとして,「高齢者用食品」(「そしゃく困難者用食品」と「そしゃく・えん下困難者用食品」)が設定されていますが,2008年に高齢者用食品自体が見直されました*6。それによると「そしゃく困難者用食品」は除外され,高齢者用食品という名称は,「えん下困難者用食品」となる予定です。また,これまでの表示許可申請には,かたさと粘度の基準値が定められていましたが,「えん下困難者用食品」表示には,測定条件によってばらつきがでやすいとされる粘度の基準値は除かれ,かたさ,付着性,凝集性の3要素の基準値を用いることが提案されています。

　「ユニバーサルデザインフード」は,これらの行政規格に対して,日本介護食品協議会が提示している自主規格です。日本介護食品協議会は,2002年に食品企業やパッケージ関連企業が中心となり設立されたものです。咀嚼困難や,嚥下困難にある利用者が,食品選択をする際の目安として,より分かりやすい表示・基準を目指しています。該当商品には,食品を「かたさ」や「粘度」に応じて4段階に区分した,表4に示したような区分と図5に示したロゴマークを表示し利用者の選択を容易にしています。

　軟らかさや滑らかさによって区分1「容易にかめる」,区分2「歯ぐきでつぶせる」,区分3「舌でつぶせる」,区分4「かまなくてよい」とし,食べ物や飲み物にとろみをつけて飲み込みやすくするための食品には,「とろみ調整」マークを表示しています。これらのユニバーサルデザインフードの生産量は増加傾向にありますが,その内容は,とろみ調整が最も多く,次いで嚥下困難者用となる区分3・区分4利用が中心となっています。

*6 「特別用途食品制度のあり方に関する検討会報告書」(2008年7月4日)。

表4　ユニバーサルデザインフードの区分とその目安

区分	1 容易にかめる	2 歯ぐきでつぶせる	3 舌でつぶせる	4 かまなくてよい	とろみ調整
かむ力の目安	かたいものや大きいものはやや食べづらい	かたいものや大きいものは食べづらい	細かくまたはやわらかければ食べられる	固形物は小さくても食べづらい	飲み物や食べ物に,とろみをつけて飲み込みやすくするための食品です(ゼリー状にできるものもあります)。また,水などに溶かすと,とろみのついた飲み物や食べ物になるタイプもあります。
飲み込む力の目安	普通に飲み込める	ものによっては飲み込みづらいことがある	水やお茶が飲み込みづらいことがある	水やお茶が飲み込みづらい	
食品例	ごはん〜やわらかごはん	やわらかごはん〜全がゆ	全がゆ	ペーストがゆ	

日本介護食品協議会　ホームページより

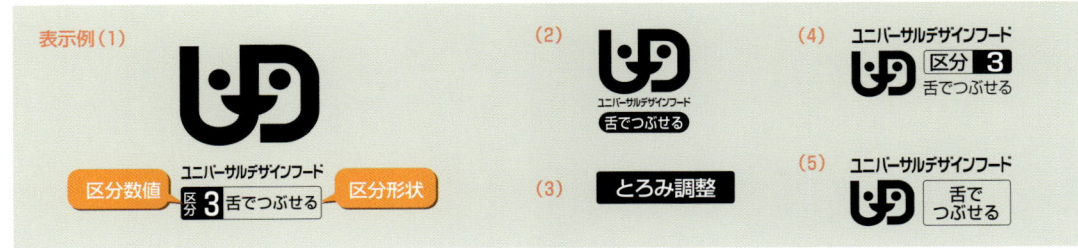

図5　ユニバーサルデザイン表示例

食事計画 ｜ 献立例 1　　1,800 kcal（咀嚼障害）

朝はごはんと魚，昼はめん，夜は肉料理を使っての軟らか料理

朝

献　立	1人分材料・分量（目安量）	作り方
ごはん（主食）	ごはん 160 g	
赤だし（汁）	なめこ 25 g 絹ごし豆腐 40 g 赤みそ 12 g だし汁 120 g	① 豆腐はサイコロ切り。 ② だし汁になめこを入れて煮て，みそ，豆腐を入れる。
銀むつの西京漬（主菜）	銀むつの西京漬 80 g だいこん 35 g しょうゆ 1 g	① 銀むつはグリルで焼く。 ② だいこんをおろして，①に添え，しょうゆをかける。
オクラもずく（副菜）	オクラ 25 g 味付けもずく 35 g	① オクラは軟らかめにゆでる。 ② 縦に切り，種を取り，みじんにする。 ③ もずくと混ぜる。

昼

献　立	1人分材料・分量（目安量）	作り方
かきたまうどん（主食）	ゆでうどん 250 g 卵 50 g だし汁 180 g たまねぎ 30 g しょうゆ 5 g みりん 3 g 七味とうがらし（少々）	① たまねぎはせん切りにして，調味しただし汁で軟らかく煮る。 ② ①に卵を溶き入れて，かきたま汁をつくる。 ③ ゆでうどんを②に入れて温める。 ④ 器に盛り，七味とうがらしをかける。
揚げ出し豆腐（主菜）	木綿豆腐 150 g かたくり粉 3 g なす 40 g 油 10 g だいこん 50 g だし汁 30 g しょうゆ 8 g しょうが 1 g	① 豆腐は水気をきり，かたくり粉を付けて揚げる。 ② なすは半分皮をむき細かく切り目を入れて揚げる。 ③ ①，②を器に盛り，だし汁にしょうゆを合わせてかけ，だいこんおろしにおろししょうがをのせる。
メロン（デザート）	メロン 120 g	メロンは皮付きで切り目を入れる。

● ごはん・かゆ等のつくり方

ごはん	こめ 1：水 1.2	パン	食パンやロールパンを牛乳，スープに浸す
軟らかごはん（軟飯）	こめ 1：水 2	めん類	短く切って軟らかめに煮る
全がゆ	こめ 1：水 5		
七分がゆ	こめ 1：水 7		
五分がゆ	こめ 1：水 10		
三分がゆ	こめ 1：水 20		

咀嚼・嚥下障害

献立	1人分材料・分量（目安量）	作り方
ごはん 主食	ごはん 150g	
具だくさんの みそ汁 汁	だいこん 25g にんじん 10g さといも 25g 長ねぎ 10g たまねぎ 20g だし汁 130g 油 1g みそ 13g	①だいこん，にんじん，さといもはいちょう切り，8mm位の厚さに切る。 ②たまねぎは薄切り，長ねぎは8mm位の小口切りにする。 ③野菜を油で炒めて，だし汁で20分程度煮て，軟らかくする。 ④みそを加えて味付ける。
牛肉の じゃがいも 包み焼き 主菜	牛肉（もも） 60g じゃがいも 100g 油 2g 焼き肉のたれ 8g ブロッコリー 30g	①じゃがいもは電子レンジで加熱し，皮をむきくし形切りにする。 ②しゃぶしゃぶ用の薄切り肉でじゃがいもをくるんで，油で焼く。 ③②に焼き肉のたれをからめる。 ④半分に切って皿に盛る。 ⑤軟らかくゆでたブロッコリーを添える。
キャベツの 洋風煮浸し 副菜	キャベツ 80g 固形コンソメ 1g バター 4g パセリ 0.5g	①キャベツはざく切りにし，バター，固形コンソメと適量の水で25分煮る。 ②皿に盛って，パセリのみじん切りをかける。

献立	1人分材料・分量（目安量）	作り方
ぶどう ヨーグルト	ぶどう 80g ヨーグルト（加糖） 90g	（ぶどうとヨーグルトは別盛り。）

1日の栄養量

	E(kcal)	P(g)	F(g)	食塩(g)
朝	503	23.1	12.7	3.0
昼	648	26.3	22.7	3.0
夕	613	22.6	16.1	3.0
間食	108	4.2	0.3	0.2
計	1,872	76.3	51.8	9.3

P：F：C 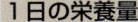 P 16.3　F 24.9　C 58.8　％

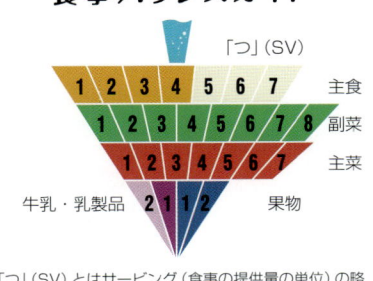

食事バランスガイド

「つ」(SV)とはサービング（食事の提供量の単位）の略

食事計画 | 献立例 1 | 1,800 kcal（咀嚼障害）

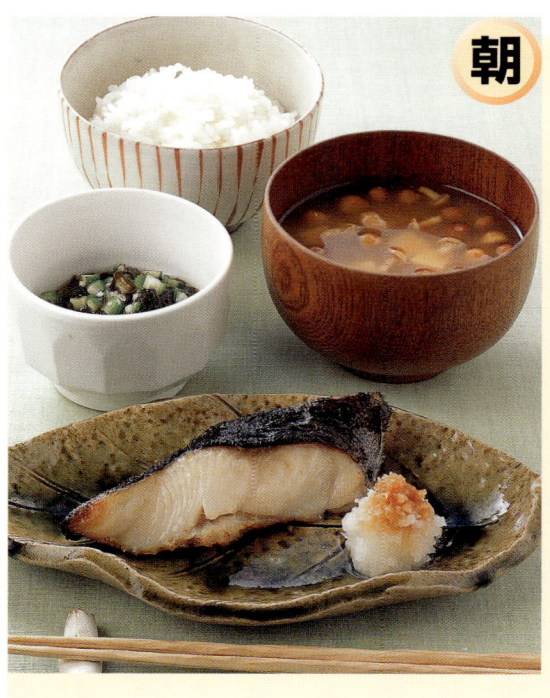

朝

● ぱさつかない焼き魚を選んで，食べやすく

主食	ごはん	
汁	赤だし *variation* ほうとう風みそ汁	p.44
主菜	銀むつの西京漬 *variation* スパニッシュオムレツ	p.47
副菜	オクラもずく *variation* 揚げなすの土佐酢浸け	p.52

	E(kcal)	P(g)	F(g)	食塩(g)
ごはん	269	4.0	0.5	0.0
赤だし	51	4.3	1.9	1.7
銀むつの西京漬	167	14.0	10.2	0.5
オクラもずく	17	0.9	0.1	0.8

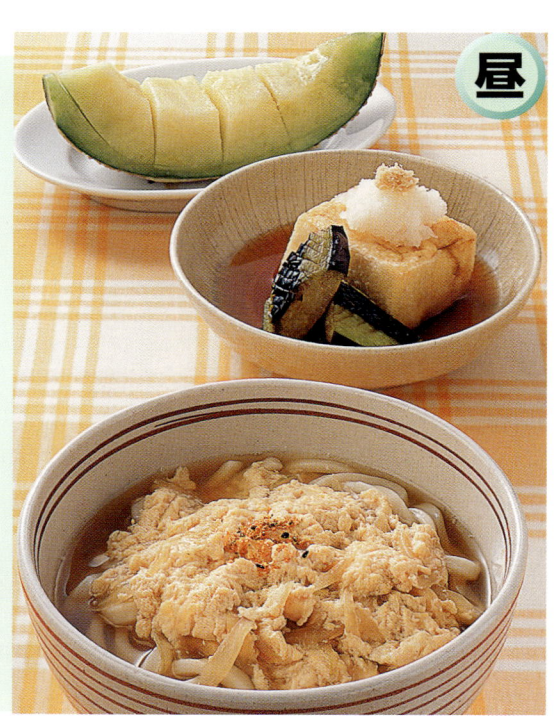

昼

● たまごとじ・豆腐・揚げなすはどれも軟らかく咀嚼しやすい料理です

主食	かきたまうどん *variation* 天津丼	p.40
主菜	揚げ出し豆腐 *variation* マーボー豆腐	p.49
デザート	メロン	

	E(kcal)	P(g)	F(g)	食塩(g)
かきたまうどん	363	13.9	6.2	1.9
揚げ出し豆腐	234	11.3	16.4	1.2
メロン	50	1.2	0.1	0.0

咀嚼・嚥下障害

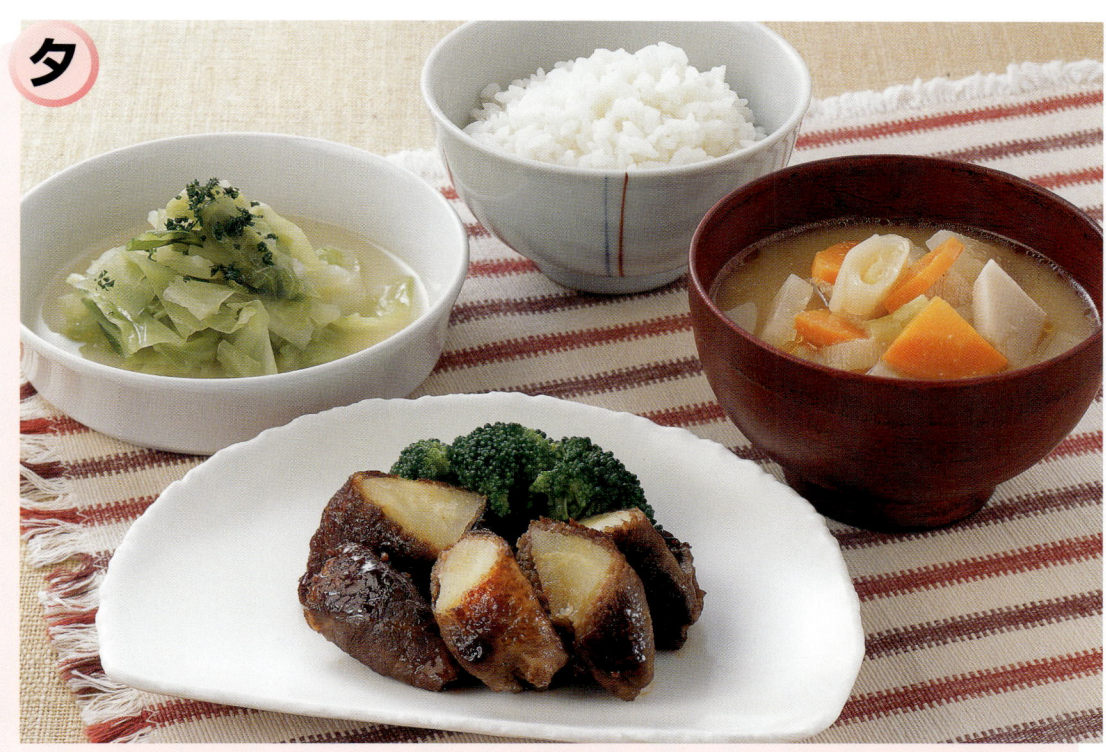

● 野菜は加熱時間を長くして軟らかい食感に。肉は薄切りを使用します

	E(kcal)	P(g)	F(g)	食塩(g)
ごはん	252	3.8	0.5	0.0
具だくさんのみそ汁	71	3.1	2.0	1.8
牛肉のじゃがいも包み焼き	239	14.7	10.2	0.8
キャベツの洋風煮浸し	51	1.2	3.4	0.5

主食　ごはん

汁　具だくさんのみそ汁
　　　variation　けんちん汁　*p.44*

主菜　牛肉のじゃがいも包み焼き
　　　variation　ヒレ肉の揚げおろし煮　*p.48*

副菜　キャベツの洋風煮浸し
　　　variation　なめらか白和え　*p.53*

間食

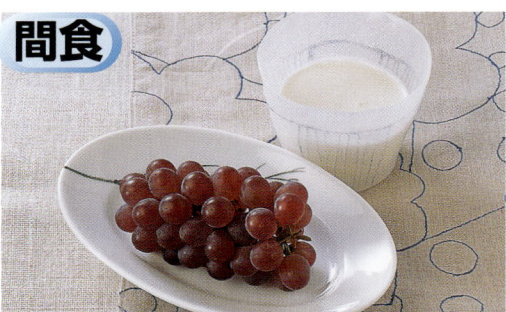

間食　ぶどう
　　　ヨーグルト

	E(kcal)	P(g)	F(g)	食塩(g)
ぶどう	47	0.3	0.1	0.0
ヨーグルト	60	3.9	0.2	0.2

食事計画献立例1

食事計画 ｜ 献立例 2　1,600 kcal（嚥下障害・軽度）

日常食品の中から，軟らかくまとまりやすい食材を集めた1日献立

朝

献立	1人分材料・分量（目安量）	作り方
軟らかごはん（軟飯） 主食	米 40 g 水 150 g	① 炊飯器に，米，水を入れ炊飯器で炊く。（3倍仕上がり程度）
ふのたまごとじ 主菜	ふ 5 g　　砂糖 4 g 卵 50 g　　しょうゆ 5 g だし汁 80 g たまねぎ 50 g みつば 0.5 g	① たまねぎは1 cm幅位の薄切り，ふは水に漬ける。 ② だし汁に①を加えて軟らかく煮る。 ③ ②に溶き卵を加え，砂糖としょうゆで味を付けたまごとじにする。 ④ 火を止め際にみつばの葉のみじん切りをのせる。
なすの田楽 副菜	べいなす 70 g 油 7 g 赤みそ 5 g 砂糖 3 g 酒 3 g けし（少々）	① 鍋にみそ，砂糖，酒を入れて加熱し田楽みそをつくる。 ② べいなすは，皮をところどころむき，1.5 cm位の輪切りにする。 ③ 油で揚げて，器に盛り田楽みそをかける。 ④ けしを振る。

昼

献立	1人分材料・分量（目安量）	作り方
とろろそば 主食	ゆでそば 150 g ながいも 40 g 温泉たまご 50 g 切りのり 0.4 g めんつゆ・ストレート 50 g 焼きのり 0.4 g	① ながいもはすりおろす。 ② ゆでそばは2 cm位に切り，さらに5分程ゆでて軟らかくする。 ③ ②に①と温泉たまご，切りのりをかける。 ④ めんつゆをかける。 ⑤ そばに，ながいも，切りのり，温泉たまごをからめていただく。
アボカドの天ぷら 副菜	アボカド 60 g 天ぷら粉 6 g 水 6 g だいこん 30 g しょうが 1.5 g 油 8 g	① アボカドはくし形切りにする。 ② 天ぷら粉は水で溶き，①に付けて揚げる。 ③ だいこんおろし，しょうがを添える。 （天つゆは，とろろそばのそばつゆで代用する。）
桃缶 デザート	もも（缶詰）50 g もも汁 15 g	① ももを一口大に切って，器に盛る。

● 嚥下訓練食：段階的訓練を開始するときの献立例（p.22 図3 参照）

	嚥下訓練開始食（L0） 均質なゼラチンゼリー	嚥下訓練レベル1食（L1） 均質なゼラチンゼリー	嚥下訓練レベル2食（L2） ゼラチンゼリー状
献立例	りんごジュースのゼリー p.59 または お茶ゼリー p.61	おもゆゼリー 具なし茶碗蒸し （空他蒸しから豆腐を除く p.50） お茶ゼリー p.61	おもゆゼリー ほたてのムース p.59 みそ汁のゼリー p.59 加糖ヨーグルト

咀嚼・嚥下障害

献立	1人分材料・分量（目安量）	作り方
さけと ほうれんそう のかゆ **主食**	全がゆ 180 g 塩ざけ 25 g ほうれんそう 30 g	① さけはグリルで焼いて，細かくほぐす。 ② ほうれんそうはゆでて，みじん切りにする。 ③ 全がゆに①と②を入れて混ぜる。
鶏肉と たまねぎの 蒸し物 **主菜**	鶏肉（もも）50 g 卵 5 g たまねぎ 50 g 油 7 g にら 3 g みそ 2 g 塩 0.5 g だし汁 50 g 砂糖 2 g しょうゆ 3 g かたくり粉 1 g 水 3 g	① たまねぎはみじん切りにし，油で炒める。 ② 鶏肉に，溶き卵，①，みじん切りのにら，みそ，塩を加え型に入れ10分ほど蒸す。 ③ ②は型から出し，四角に切り器に盛る。 ④ だし汁に，砂糖，しょうゆで味付けし，水溶きかたくり粉で濃度をつけあんにする。 ⑤ ③に④をかける。
モロヘイヤの お浸し **副菜**	モロヘイヤ 60 g しょうゆ 4 g だし汁 6 g 糸かつお 0.3 g	① モロヘイヤは軟らかめにゆでて，細かく刻む。 ② ①にしょうゆとだし汁を加えて和える。 ③ ②を器に盛り，糸がつおをのせる。
洋なし **果物**	洋なし 60 g	① よく熟したなしを用い，皮をむき食べやすい大きさに切る。

献立	1人分材料・分量（目安量）	作り方
チーズケーキ	クリームチーズ 25 g 生クリーム 10 g 砂糖 10 g レモン汁 5 g ゼラチン 1 g 水 3 g 牛乳 15 g あんずジャム 10 g 水 5 g	① クリームチーズは電子レンジにかけ少し軟らかくする。 ② 鍋に牛乳を入れ水で膨潤させたゼラチンを加えて煮溶かす。 ③ ボウルに①，砂糖，生クリームを加え，泡立て器でよく練る。 ④ ③に②とレモン汁を加えて，さらに滑らかに混ぜる。 ⑤ ④を型に入れて，冷やし固める ⑥ ジャムに水を加えてゆるめて，⑤にかける。
紅茶	紅茶 150 g	

1日の栄養量

	E(kcal)	P(g)	F(g)	食塩(g)
朝	380	12.6	13.0	1.7
昼	590	17.9	26.2	1.9
夕	491	22.6	21.9	2.3
間食	205	3.8	13.3	0.2
計	1,665	56.9	74.5	6.1

P：F：C P 13.7 F 40.3 C 46.1 %

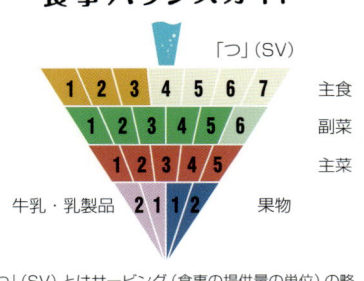

食事バランスガイド

「つ」(SV)とはサービング（食事の提供量の単位）の略

食事計画献立例2

食事計画 | 献立例 2 | 1,600 kcal（嚥下障害・軽度）

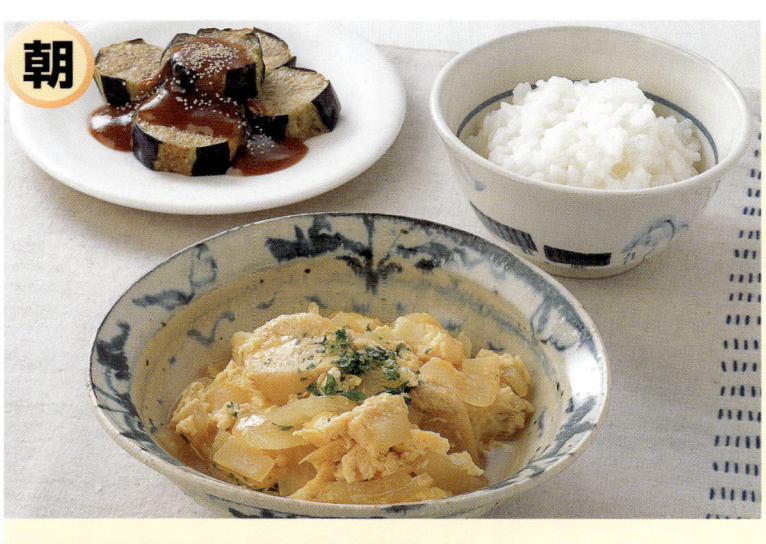

● 軟らかごはんは，かゆよりかさが少なく栄養量の確保がしやすくなります

主食	軟らかごはん（軟飯）
主菜	ふのたまごとじ *variation* 豆腐のかに泡雪あん *p.49*
副菜	なすの田楽 *variation* とうがんとツナのくず煮 *p.55*

	E(kcal)	P(g)	F(g)	食塩(g)
軟らかごはん	142	2.4	0.4	0.0
ふのたまごとじ	134	8.7	5.3	1.0
なすの田楽	104	1.4	7.3	0.7

● 軟らかく短くしたそばは，温泉たまごでまとまりよく

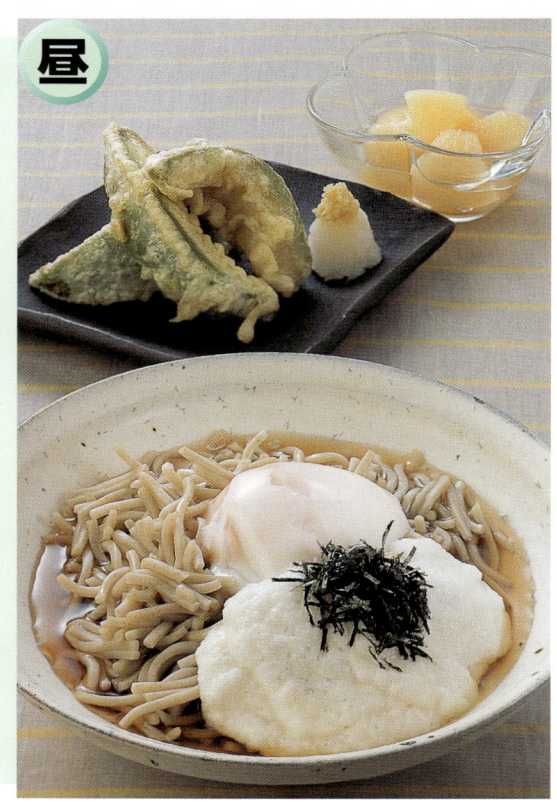

主食	とろろそば *variation* 水ぎょうざ *p.50*
副菜	アボカドの天ぷら *variation* やまいもの天ぷら *p.52* ・トマトとアボカドのサラダ *p.53*
デザート	桃缶

	E(kcal)	P(g)	F(g)	食塩(g)
とろろそば	322	15.3	6.8	1.9
アボカドの天ぷら	213	2.1	19.4	0.0
桃缶	55	0.3	0.1	0.0

咀嚼・嚥下障害

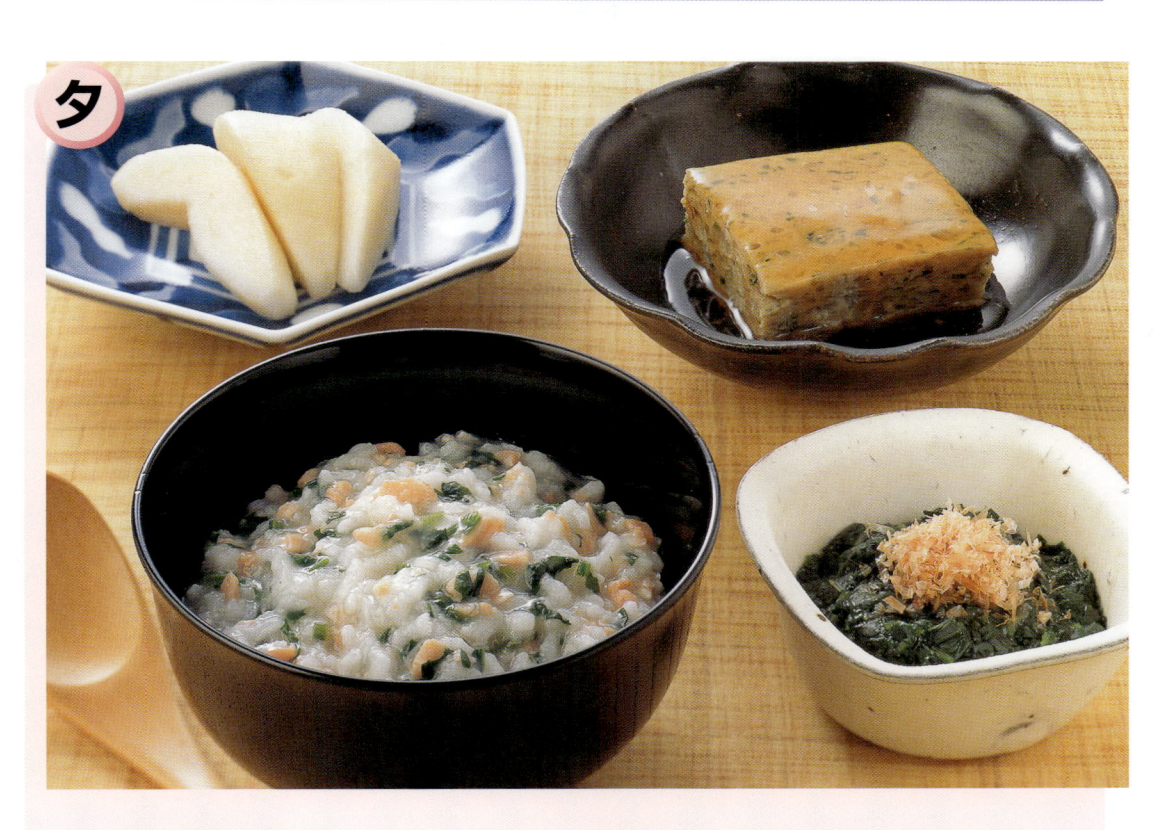

夕

● どの料理も食塊形成しやすい，軟らかさとまとまりやすさをもちます

主食	さけとほうれんそうのかゆ *variation* かき雑炊　*p.42*
主菜	鶏肉とたまねぎの蒸し物 *variation* さけポテト焼きあんかけ　*p.51*
副菜	モロヘイヤのお浸し *variation* オクラとろろ　*p.56*
デザート	洋なし

	E(kcal)	P(g)	F(g)	食塩(g)
さけとほうれんそうのかゆ	184	8.2	3.1	0.5
鶏肉とたまねぎの蒸し物	248	10.8	18.5	1.3
モロヘイヤのお浸し	27	3.4	0.3	0.6
洋なし	32	0.2	0.1	0.0

間食

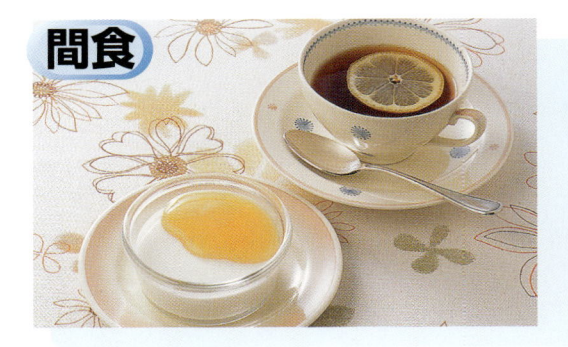

間食	チーズケーキ 紅茶

	E(kcal)	P(g)	F(g)	食塩(g)
チーズケーキ	203	3.7	13.3	0.2
紅茶	2	0.2	0.0	0.0

食事計画献立例2

食事計画 ｜ 献立例 3　　1,300 kcal（嚥下障害）

かゆ食を基本にして，かゆになじむ軟らかい料理を組合せて

朝

献立	1人分材料・分量（目安量）	作り方
全がゆ （主食）	米 35 g 水 210 g	① 米は洗って30分以上浸水後，6倍量の水で30分加熱する。 ② 全がゆは米が5倍になった状態。（5倍かゆ）
かれい煮付け オクラ添え （主菜）	かれい 70 g 砂糖 4 g しょうゆ 7 g 酒 5 g 水 35 g オクラ 8 g	① 鍋に調味料と水35 gを入れ，沸騰したらかれいを入れ，落としぶたをして15分加熱する。 ② オクラは軟らかめにゆでて，みじん切りにする。 ③ 器に①を盛り，②を添える。 ＊そのままで食べにくい場合は，ほぐしてあんをかける。
とうがんと にんじんの ごまみそ煮 （副菜）	とうがん 100 g にんじん 20 g だし汁 100 g 練りごま 6 g みそ 12 g 砂糖 5 g 酒 5 g かたくり粉 2 g 水 6 g	① とうがんは3 cm角に切り，にんじんは輪切りにする。 ② だし汁に①を加え，30分位加熱する。 ③ ②にごま，みそ，砂糖，酒を加えさらに10分程加熱し，十分軟らかく煮る。 ④ 水溶きかたくり粉を煮汁に加えとろみを付ける。 ＊スプーンでつぶせるので，食べにくい場合は，少しつぶして食べる。
果物 盛り合わせ （デザート）	マンゴー（缶詰） 50 g メロン 40 g	① 果物は一口大に切る。

昼

献立	1人分材料・分量（目安量）	作り方
フレンチ トースト （主食）	食パン6枚切り 35 g 牛乳 50 g 卵 25 g 砂糖 3 g バター 4 g	① パンは耳を落とし，6切れにする。 ② 牛乳，卵，砂糖を合わせて①を漬ける。裏返しながらしっかり液体をしみこませる。 ③ フライパンにバターを引き，②を両面焼く。 ＊食べにくい場合は，パンのサイズを小さくする。
にんじん ポタージュ （汁）	米 5 g にんじん 50 g たまねぎ 50 g 油 3 g 洋風だし 50 g 牛乳 100 g 塩 0.5 g 生クリーム 5 g	① たまねぎはせん切り，にんじんは輪切りにして炒める。 ② ①に洋風だし，米を加えて10分煮る。 ③ さらに牛乳，塩を加えて10分煮る。 ④ ③をミキサーにかけて，滑らかにする。 ⑤ 器に盛って，最後に生クリームを入れる。
たらこサラダ （副菜）	じゃがいも 50 g たまねぎ 3 g 牛乳 10 g マヨネーズ 10 g たらこ 5 g （サラダな 3 g）	① たまねぎはすりおろす。 ② じゃがいもは，ゆでてからつぶして，牛乳を加え軟らかくする。 ③ ②に①とマヨネーズ，たらこを加える。 ④ 彩りとしてサラダなをあしらう。 （ただし，サラダなは，実際には食べられない）

咀嚼・嚥下障害

	献立	1人分材料・分量（目安量）	作り方
夕	全がゆの まぐろ丼 主食	全がゆ 150 g まぐろ（刺し身用） 60 g しょうゆ 3 g わさび（練り） 0.2 g 万能ねぎ 1 g	① まぐろの刺し身は包丁でたたき，しょうゆで味付けする。 ② 丼に全がゆを盛り，①をのせる。 ③ 万能ねぎのみじん切り，わさびを上にのせる。
	菊花豆腐の みぞれ汁 汁	絹こし豆腐 60 g だいこん 35 g だし汁 100 g 塩 0.5 g しょうゆ 1 g ゆず（少々） かたくり粉 1.5 g 水 5 g	① 豆腐は菊花状に切り，お湯に入れて温め，器に入れる。 ② だし汁に調味し，おろしただいこんを入れて，水溶きかたくり粉で濃度を付ける。 ③ ①に②をかけ，ゆずを散らし香りをつける。
	はんぺんと かぶの 軟らか煮 主菜	はんぺん 30 g かぶ 45 g だし汁 50 g しょうゆ 3 g 塩 0.5 g 酒 5 g みりん 10 g かたくり粉 2 g 水 6 g	① はんぺんは一口大に切る。 ② かぶはくし形切りにする。 ③ だし汁に，②と調味料を加え，10分程煮る。最後に①を加えて3分煮る。 ④ 水溶きかたくり粉を煮汁に加えて，とろみを付ける。 ＊スプーンでつぶせるので，食べにくい場合は，つぶして食べる。
	ほうれんそう の白和え 副菜	ほうれんそう 50 g 木綿豆腐 30 g 西京みそ 3 g 塩 0.2 g 練りごま 5 g 砂糖 2 g	① ほうれんそうは6～8分程ゆで，とても軟らかくし，2 cm位に切る。 ② 木綿豆腐は電子レンジで加熱した後，ざるにのせ水分をきる。 ③ 水きりした豆腐，調味料を加えマヨネーズ状になるまで，フードプロセッサーにかける。 ④ ③に①を和える。

	献立	1人分材料・分量（目安量）	作り方
間食	アイス ヨーグルト	アイスクリーム（高脂肪） 20 g ヨーグルト（加糖） 90 g	小鉢にヨーグルトを入れその上にいちごアイスを置く。

1日の栄養量

	E(kcal)	P(g)	F(g)	食塩(g)
朝	378	20.9	5.4	2.8
昼	502	15.7	26.6	2.0
夕	373	28.0	6.9	3.1
間食	103	4.6	2.6	0.2
計	1,356	69.2	41.5	8.1

P：F：C　P 20.4　F 27.5　C 52.1　％

食事バランスガイド

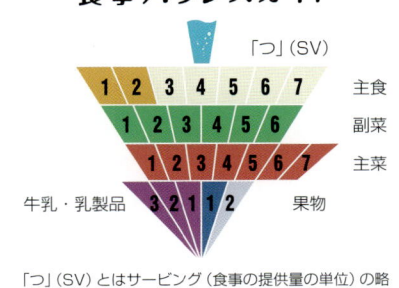

主食 1 2 3 4 5 6 7　「つ」(SV)
副菜 1 2 3 4 5 6
主菜 1 2 3 4 5 6 7
牛乳・乳製品 3 2 1　1 2 果物

「つ」(SV)とはサービング（食事の提供量の単位）の略

食事計画献立例3

食事計画 ｜ 献立例 3　　1,300 kcal（嚥下障害）

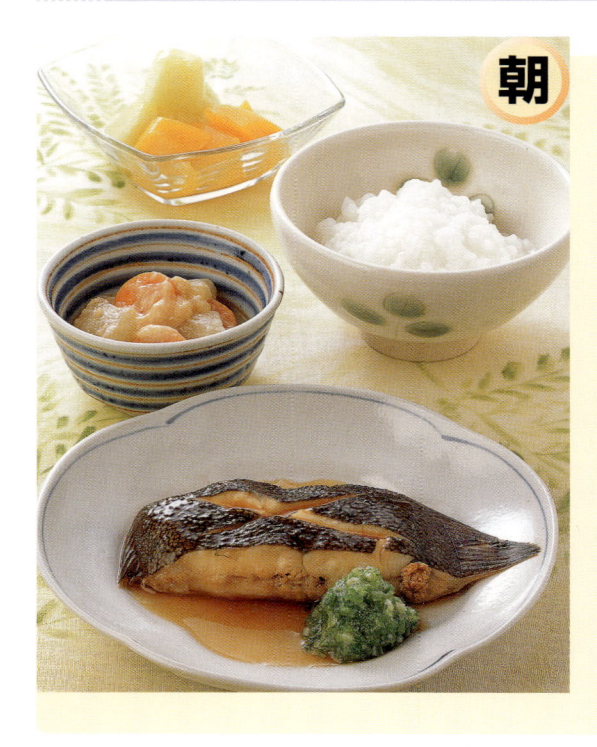

朝

●かゆとなじみやすい煮魚とごまみそ煮。ペースト・ゼリー食にこだわらず食べやすい素材を

主食	全がゆ
主菜	かれい煮付けオクラ添え *variation*　むきがれいのくず煮　*p.50*
副菜	とうがんとにんじんのごまみそ煮 *vvariation*　なめこのおろし和え　*p.55*
デザート	果物盛り合わせ

	E(kcal)	P(g)	F(g)	食塩(g)
全がゆ	125	2.1	0.3	0.0
かれい煮付けオクラ添え	95	14.4	0.9	1.2
とうがんとにんじんのごまみそ煮	110	3.6	4.1	1.6
果物盛り合わせ	49	0.7	0.1	0.0

昼

●ポタージュ，サラダともに，状態に応じて滑らかさの調整をして

主食	フレンチトースト *vvariation*　ミルクリゾット　*p.41*
汁	にんじんポタージュ *variation*　ほうれんそうのクリームスープ　*p.46*
副菜	たらこサラダ *variation*　野菜サラダのゼリー寄せ　*p.56*

	E(kcal)	P(g)	F(g)	食塩(g)
フレンチトースト	205	8.0	9.3	0.7
にんじんポタージュ	174	5.2	9.2	0.9
たらこサラダ	123	2.5	8.2	0.4

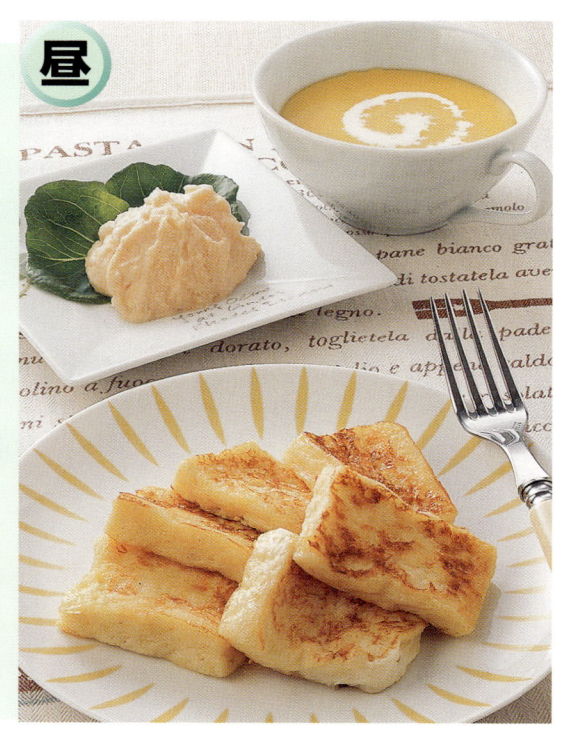

咀嚼・嚥下障害

夕

●汁物はむせないように濃度を付けて。
軟らかい食材を加熱でより軟らかく

主食 全がゆのまぐろ丼
variation とろろがゆ　*p.41*

汁 菊花豆腐のみぞれ汁
variation かつおのすり流し　*p.46*

主菜 はんぺんとかぶの軟らか煮
variation 豆腐の野菜あんかけ　*p.51*

副菜 ほうれんそうの白和え
variation もずく寒天　*p.56*

	E(kcal)	P(g)	F(g)	食塩(g)
全がゆのまぐろ丼	173	16.5	0.4	0.5
菊花豆腐のみぞれ汁	48	3.5	1.8	0.7
はんぺんとかぶの軟らか煮	77	3.7	0.3	1.4
ほうれんそうの白和え	76	4.4	4.3	0.4

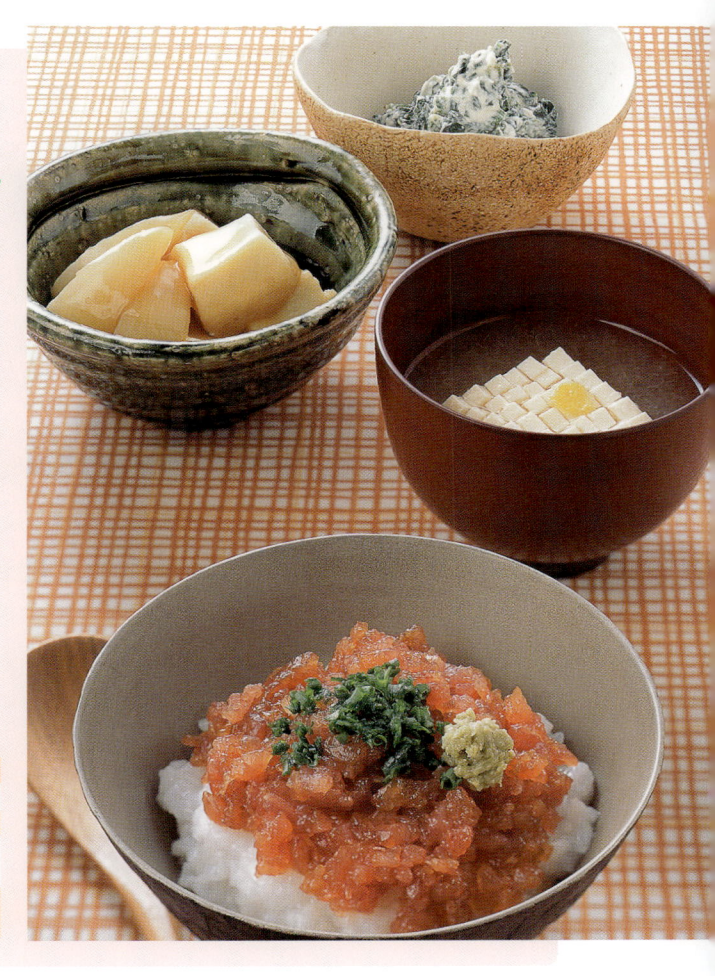

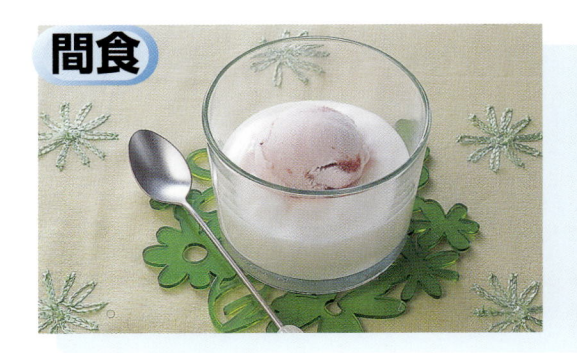

間食

間食 アイスヨーグルト

	E(kcal)	P(g)	F(g)	食塩(g)
アイスヨーグルト	103	4.6	2.6	0.2

食事計画献立例3

組合せ料理例

主食

うなぎごはん　　咀嚼障害

材料・分量（目安量）

米	80 g	うなぎのたれ	5 g
水	120 g	酒	5 g
うなぎ蒲焼き	45 g	木の芽	（少々）

作り方
① 米にうなぎのたれと酒を加え，水加減をする。
② うなぎの蒲焼きを短冊に切り，米にのせる。
③ 炊飯し，炊きあがったら，うなぎを崩さないように混ぜる。
④ 器に盛り，木の芽をあしらう。

● うなぎを米から炊きあげることでより軟らかい食感に。

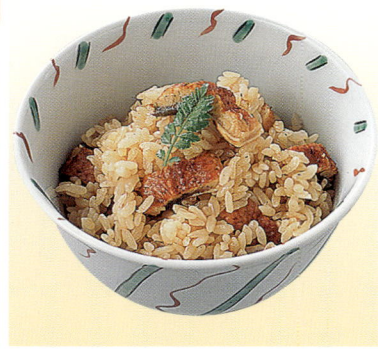

E(kcal)	P(g)	F(g)	食塩(g)
430	15.5	10.2	0.9

まぐろたたき丼　　咀嚼障害

材料・分量（目安量）

ごはん	170 g	まぐろ（刺し身赤身）	55 g
酢	15 g	万能ねぎ	0.5 g
砂糖	6 g	しょうゆ	3 g
塩	1.5 g	のり	0.5 g
		わさび	（少々）

作り方
① 酢・砂糖・塩で合わせ酢をつくり，ごはんに混ぜすしめしをつくる。
② まぐろを包丁でたたき，万能ねぎの小口切りとしょうゆを混ぜる。
③ すしめしの上に②をのせ，のり，わさびを上にのせる。

● まぐろのたたきは嚥下しやすい物性の代表。のりは状況に応じて。

E(kcal)	P(g)	F(g)	食塩(g)
384	19.2	1.3	2.0

天津丼　　咀嚼障害

材料・分量（目安量）

ごはん	150 g	中華だし	45 g
卵	75 g（1.5個）	砂糖	2 g
かにフレーク（缶詰）	15 g	酢	3 g
長ねぎ	5 g	しょうゆ	3 g
にら	5 g	塩	0.5 g
塩	1 g	かたくり粉	3 g
油	6 g		

作り方
① 長ねぎは粗みじん，にらは5mm位に刻む。
② ①と卵，かに，塩1gを混ぜ合わせる。
③ フライパンに，油を入れ，②を流し入れかにたまをつくる。
④ 中華だしに調味料，かたくり粉を入れてあんをつくる。
⑤ ごはんに，かにたまをのせ，あんをかける。

● 具は小さめに，あんの濃度をしっかり付けてまとまりやすく。

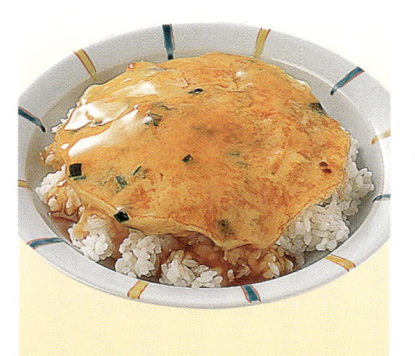

E(kcal)	P(g)	F(g)	食塩(g)
456	16.2	14.3	2.5

椿すし　　　咀嚼障害

材料・分量（目安量）

まぐろ	45 g	塩	1.4 g
たい	20 g	砂糖	2 g
ごはん	165 g	卵黄	3 g
酢	12 g	つばきの葉	

作り方

① 酢，塩，砂糖を合わせ，すしめしをつくる。
② まぐろ，たいは4cm位のそぎ切りにする。
③ ゆでたまごをつくり，卵黄を裏ごしする。
④ すしめしは5等分する。
⑤ ラップにまぐろをおき，その上にすしめしをのせ，平たい丸形に整える。
⑥ 中央を指で押してくぼませる。
⑦ ラップをはずし，くぼみに卵黄をのせる。
⑧ たいも同様につくる。

● 食べにくい場合は，一口大に切って。

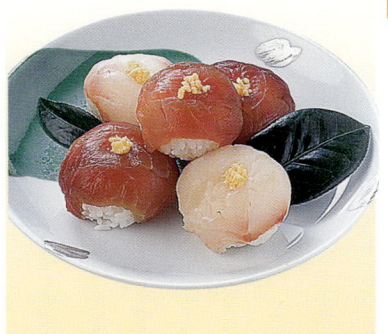

E(kcal)	P(g)	F(g)	食塩(g)
395	20.9	4.3	1.5

とろろがゆ　　　嚥下障害

材料・分量（目安量）

米	35 g	だし汁	30 g
水	210 g	しょうゆ	5 g
うずら卵	10 g（1個）	青のり	（少々）
やまといも	50 g		

作り方

① 米に6倍の水を加え，1時間以上浸水し，沸騰まで強火にし，以下40分弱火で加熱し約10分蒸らして全がゆをつくる。
② やまといもはおろし金ですり，だし汁でのばす。
③ かゆを器に盛り，②をかけ，うずらの卵をのせる。
④ ③に青のりを散らし，しょうゆをかける。

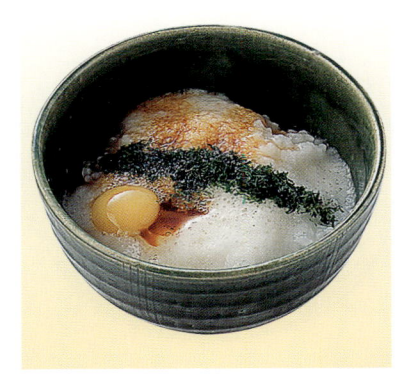

● 全がゆは，十分に加熱しふっくら軟らかい飯粒に仕上げます。

E(kcal)	P(g)	F(g)	食塩(g)
208	6.1	1.7	0.8

ミルクリゾット　　　嚥下障害

材料・分量（目安量）

ごはん	100 g	バター	3 g
固形コンソメ	1 g	塩	0.3 g
水	50 g	パセリ	0.5 g
牛乳	120 g	粉チーズ	5 g

作り方

① 鍋に水，牛乳，固形コンソメ，バター，塩を入れ，煮たってきたらごはんを入れる。
② ごはんが十分軟らかくなり，水分が少なくなるまで煮る。
③ 器に盛り，上に粉チーズとパセリを振る。

● ごはんをさらに加熱することで，粘りと軟らかさを出して食べやすく。

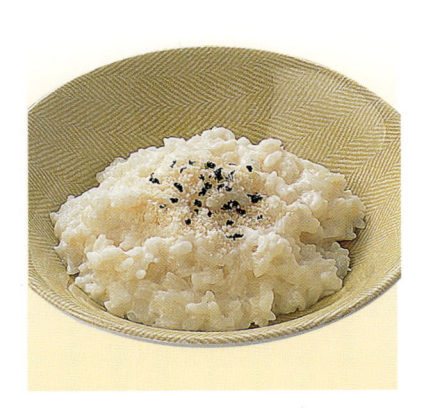

E(kcal)	P(g)	F(g)	食塩(g)
297	8.8	8.9	1.1

組合せ料理例

組合せ料理例

主食

中華がゆ 嚥下障害

材料・分量（目安量）
米	35 g	くこ	（少々）
水	210 g	中華スープの素	3 g
ほたてがい（乾燥）	4 g	水	180 g
たい	15 g		

作り方
① ほたて貝柱はたっぷりの水に一晩漬け戻し，2mm位に切る。
② 米に6倍の水，中華スープの素，貝柱，戻し汁を入れ，1時間浸水し，加熱する。
③ 沸騰まで強火で，以下弱火にして40分煮る。
④ 10分ほど水に戻したくこ，たいのそぎ切りを加えさらに5分煮る。

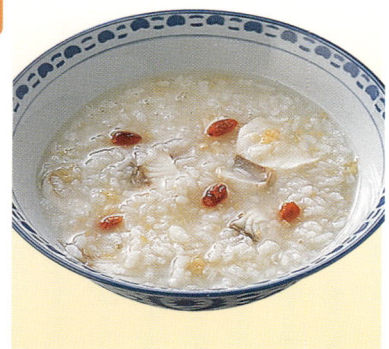

E(kcal)	P(g)	F(g)	食塩(g)
173	8.7	2.0	1.5

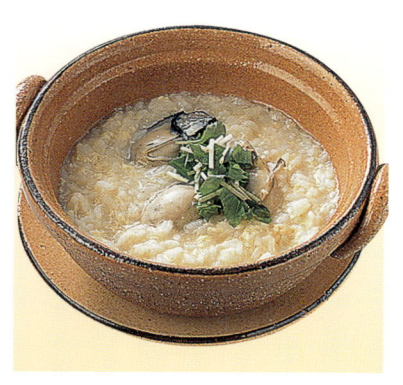

●ほたてがいのうま味を米に十分に加えることで，食欲を増進。

かき雑炊 嚥下障害

材料・分量（目安量）
ごはん	110 g	だし汁	250 g
かき	40 g	切りみつば	2 g
卵	25 g		

作り方
① ごはんをだし汁で軟らかくなるまで煮る。
② かきを加え，卵でとじる。
③ みつばを細かく刻んでのせる。

E(kcal)	P(g)	F(g)	食塩(g)
252	9.2	3.5	0.9

●摂食状況に応じてかきの大きさを調節し，食べやすくする。

全がゆのたまご丼 嚥下障害

材料・分量（目安量）
米	35 g	だし汁	45 g
水	210 g	しょうゆ	2 g
卵	50 g	みりん	6 g
たまねぎ	25 g	万能ねぎ	0.5 g
		塩	0.3 g

作り方
① 米に6倍の水を加え，1時間以上浸水し，40分加熱し約10分蒸らして全がゆをつくる。
② たまねぎはみじん切りにする。
③ だし汁にたまねぎを入れ，弱火で10分煮てたまねぎを軟らかく煮る。
④ ③を調味し，卵を溶き入れる，卵に火を通し，塩で味を調える。
⑤ 火を止めてから最後に万能ねぎのみじん切りをのせて，ふたをして蒸らす。
⑥ かゆを器に盛り，⑤をのせる。

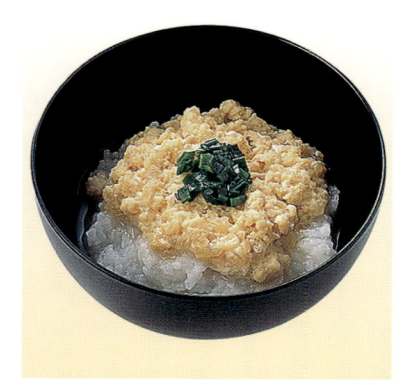

E(kcal)	P(g)	F(g)	食塩(g)
226	8.9	5.5	0.8

●かきたまごに入れるたまねぎは，10分は加熱し軟らかく仕上げます。

42　咀嚼・嚥下障害

さけの粕汁　　咀嚼障害

材料・分量（目安量）

ぎんざけ	30 g	だし汁	150 g
だいこん	20 g	酒かす	15 g
にんじん	10 g	みそ	6 g
長ねぎ	10 g	塩	0.5 g
たまねぎ	15 g		

作り方
① さけは一口大，だいこん・にんじんはいちょう切り厚み8 mmに切る。
② 長ねぎは小口切り，たまねぎは5 mm厚さのせん切りにする。
③ だし汁で野菜を30分煮て，さけを加え，酒かす，みそ，塩で味付ける。
●野菜は30分加熱し，さけは煮過ぎずに，双方とも軟らかく。

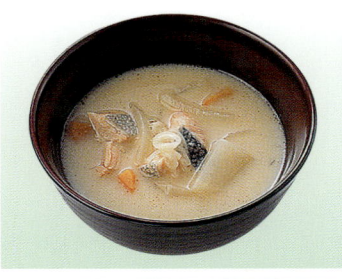

E(kcal)	P(g)	F(g)	食塩(g)
127	10.0	4.6	1.4

野菜のチャウダー　　咀嚼障害

材料・分量（目安量）

じゃがいも	30 g	小麦粉	3 g
にんじん	15 g	油	2 g
たまねぎ	15 g	固形コンソメ	1 g
鶏肉（むね）	30 g	水	80 g
牛乳	100 g	塩	0.3 g

作り方
① じゃがいも・にんじんは色紙切り，鶏肉は小さく切る。
② 油で薄切りのたまねぎを炒めて，小麦粉を振り入れ，他の材料を加える。
③ 水・固形コンソメを入れて，30分ほど煮て，牛乳を加え，塩をする。
●にんじんが舌でつぶせるくらいの軟らかさになるまで加熱します。

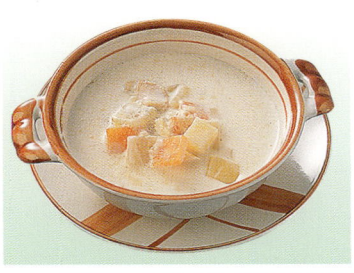

E(kcal)	P(g)	F(g)	食塩(g)
190	10.2	9.4	0.9

ささ身のくず打ち　　咀嚼障害

材料・分量（目安量）

鶏肉（ささ身）	30 g	だし汁	150 g
かたくり粉	3 g	うすくちしょうゆ	2 g
たけのこ（水煮缶）	15 g	塩	1 g
ゆず	0.2 g	青ゆず	（少々）

作り方
① ささ身をそぎ切りにし，かたくり粉を表面に薄く付ける。
② たけのこは薄切りにする。
③ だし汁を調味し，たけのこを入れ，ささ身を加える。
④ 青ゆずの松葉をのせる。
●ささ身はかたくり粉を付けて煮ることで，軟らかくまとまりのある食感に。

E(kcal)	P(g)	F(g)	食塩(g)
49	7.9	0.3	1.5

コーンたまごスープ　　咀嚼障害

材料・分量（目安量）

クリームコーン（缶詰）	50 g	塩	0.5 g
卵	15 g（1/4個）	かたくり粉	1.5 g
固形コンソメ	0.5 g	水	5 g
水	100 g	セルフィーユ	（少々）

作り方
① 水に固形コンソメを入れ，コーンを加えて沸騰させる。
② 水溶きかたくり粉を入れてから，卵を加えてかき玉にする。
③ 彩りにセルフィーユを飾る。
●コーンと卵のとろっとした食感は，口の中でまとまり飲み込みやすい。

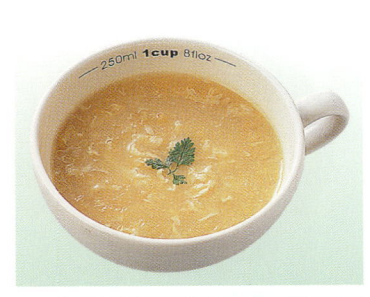

E(kcal)	P(g)	F(g)	食塩(g)
71	2.7	1.8	1.1

組合せ料理例

組合せ料理例

汁

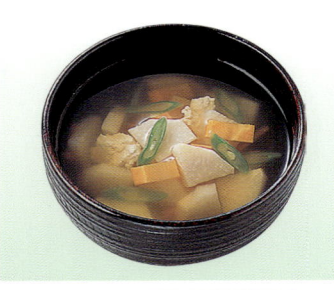

E(kcal)	P(g)	F(g)	食塩(g)
63	4.9	2.3	1.3

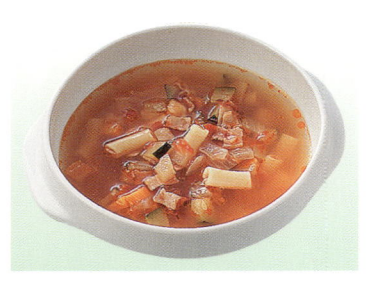

けんちん汁　　咀嚼障害

材料・分量（目安量）

かぶ	25 g	さやいんげん	2 g
にんじん	10 g	だし汁	180 g
さといも	20 g	うすくちしょうゆ	2 g
木綿豆腐	50 g	塩	0.8 g

作り方
① かぶ，さといもはいちょう切り，にんじんは短冊切り，さやいんげんは斜め切りにする。
② 豆腐は粗く手で崩す。
③ だし汁に，にんじん，さといもを入れて20分煮て，軟らかくする。
④ かぶ，いんげん，豆腐を加えてさらに5分煮て，しょうゆと塩で調味する。
● 野菜は十分軟らかく煮ます。むせる場合は汁に濃度を付けて。

E(kcal)	P(g)	F(g)	食塩(g)
175	7.2	4.8	1.0

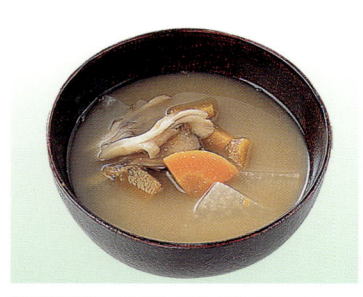

ミネストローネスープ　　咀嚼障害

材料・分量（目安量）

たまねぎ	20 g	ガルバルゾー	25 g	水	150 g
にんじん	10 g	（ひよこまめ）		固形コンソメ	0.5 g
セロリー	5 g	トマト（缶詰・ホール）		塩	0.5 g
ベーコン	3 g		30 g	マカロニ	8 g
ズッキーニ	10 g	油	2 g		

作り方
① たまねぎ，にんじん，セロリー，ズッキーニ，ベーコンは色紙切りにする。
② マカロニはゆでておく。たまねぎ，ベーコン，ほかの野菜を炒める。
③ 水，固形コンソメ，トマト水煮（手でつぶす）を炒めたものに加え20分煮る。
④ ひよこまめ，マカロニを入れて，5分煮て塩で調味する。
● 具だくさんの軟らかスープは，栄養補給に役立つ料理です。

E(kcal)	P(g)	F(g)	食塩(g)
73	3.6	1.1	1.6

ほうとう風みそ汁　　咀嚼障害

材料・分量（目安量）

かぼちゃ	35 g	だし汁	120 g
だいこん	15 g	みそ	12 g
にんじん	5 g	砂糖	1 g
まいたけ	20 g	酒	3 g

作り方
① だいこん，にんじんはいちょう切りにする。
② かぼちゃは一口大に切り，まいたけは小房に分ける。
③ だし汁に野菜を入れ，軟らかく煮えたら，調味する。
● だいこん，にんじんは軟らかく。かぼちゃはあまり煮崩さない。

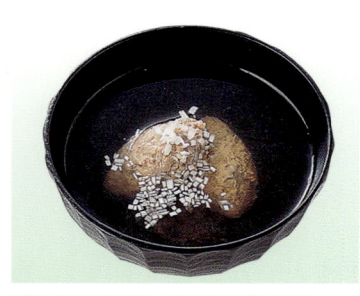

E(kcal)	P(g)	F(g)	食塩(g)
69	9.0	2.0	1.3

つみれ汁　　咀嚼障害

材料・分量（目安量）

いわし	40 g	昆布だし汁	150 g
赤みそ	2 g	塩	0.5 g
しょうが	1 g	酒	3 g
長ねぎ	3 g	うすくちしょうゆ	1 g

作り方
① いわしは包丁でたたいてミンチにし，赤みそ，おろししょうがで味付ける。
② だし汁を味付け，いわしを落とし入れる。
③ 上に，みじん切りの白ねぎを散らす。
● いわしはフードプロセッサーにかけると，もっと手軽にできます。

だいずのカレーポタージュ　　嚥下障害・軽度

材料・分量（目安量）

だいず（ゆで）	30 g	油	2 g
たまねぎ	20 g	固形コンソメ	2 g
にんじん	10 g	水	80 g
じゃがいも	20 g	カレー粉	0.5 g
牛乳	70 g	小麦粉	3 g
		パセリ	（少々）

作り方
① 野菜はサイコロ切りにする。
② 洋風だしで材料を25分煮て，牛乳を入れ，カレー粉と小麦粉をふる。
③ ミキサーにかけてもよい。仕上げにパセリを散らす。

● 飲み込みにくい場合は，仕上がったスープをミキサーにかけて。

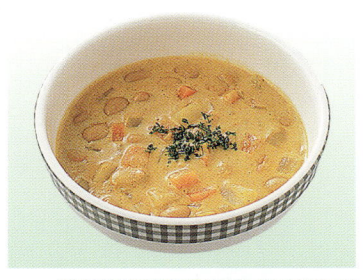

E(kcal)	P(g)	F(g)	食塩(g)
163	8.1	7.6	0.9

ほたてのしんじょ汁　　嚥下障害・軽度

材料・分量（目安量）

ほたてがい	30 g	だし汁	150 g
卵白	6 g	塩	0.5 g
はんぺん	20 g	ゆず	（少々）
かたくり粉	3 g		

作り方
① ほたてがい，卵白，はんぺん，かたくり粉をフードプロセッサーにかけてしんじょの種をつくる。
② だし汁に調味して，しんじょを落とす。

● フードプロセッサーを用いれば，しんじょも滑らかで簡単に。

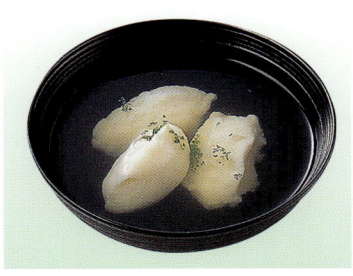

E(kcal)	P(g)	F(g)	食塩(g)
58	7.4	0.6	1.2

温泉たまごのみぞれ汁　　嚥下障害・軽度

材料・分量（目安量）

卵	50 g	しょうゆ	1 g
だいこん	35 g	かたくり粉	2 g
だし汁	120 g	水	5 g
塩	1 g	青ゆず	（少々）

作り方
① 卵は温泉たまごにする。だいこんはおろす。
② だし汁を調味し，だいこんを加え，水溶きかたくり粉で濃度を付ける。
③ 器に温泉たまごを入れ，そこに②の汁を加える。汁の上に青ゆずをのせる。

● 温泉たまごは，まとまりやすい食材。みぞれ汁に入れることで汁物に応用できます。

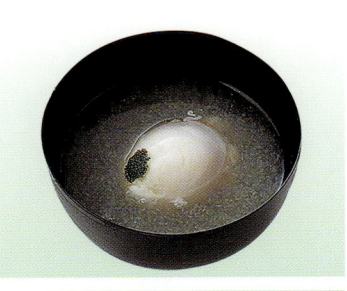

E(kcal)	P(g)	F(g)	食塩(g)
91	6.7	5.2	1.5

ライスミルクスープ　　嚥下障害・軽度

材料・分量（目安量）

ごはん	50 g	水	40 g
牛乳	80 g	パセリ	0.2 g
固形コンソメ	1 g		

作り方
① 材料をすべて一緒に弱火で15分煮てからミキサーにかける。
② 上からパセリを散らす。

● 牛乳でごはんを煮るときは弱火で時間をかけ，とろっとした食感に仕上げます。

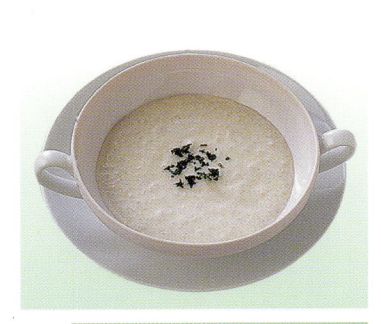

E(kcal)	P(g)	F(g)	食塩(g)
140	4.0	3.2	0.5

組合せ料理例

組合せ料理例

汁

かつおのすり流し　　嚥下障害

材料・分量（目安量）

かつお	50 g	塩	0.5 g
昆布だし汁	150 g	かたくり粉	3 g
しょうが	1 g	水	5 g
		ゆず	（少々）

作り方
① フードプロセッサーにかつおとだし汁を入れペーストにする。
② ①を鍋に入れてかつおに火を通し，調味する。
③ 水溶きかたくり粉で濃度を付ける。ゆずで香りをプラスする。

● かつお以外の魚・鶏肉でも同様に。かたくり粉でしっかり濃度を付けて。

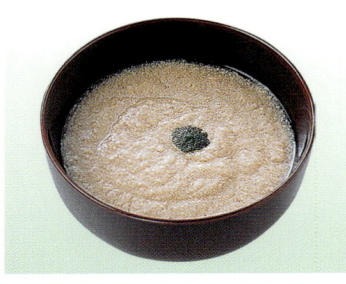

E(kcal)	P(g)	F(g)	食塩(g)
73	13.1	0.3	0.8

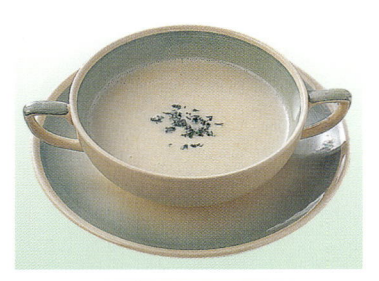

じゃがいものポタージュ　　嚥下障害

材料・分量（目安量）

じゃがいも	60 g	固形コンソメ	0.5 g
たまねぎ	15 g	水	40 g
バター	3 g	塩	0.3 g
牛乳	120 g	パセリ	0.2 g

作り方
① たまねぎは繊維を切るせん切りにし，バターで炒めて，じゃがいもも加える。
② 固形コンソメ，水，牛乳を加えて20分程煮て，塩で味を調える。
③ ミキサーでなめらかにする。器に入れパセリをかける。

● ミキサーにかけ過ぎるとべたつくので，状態を見ながら時間調節を。

E(kcal)	P(g)	F(g)	食塩(g)
155	5.1	7.1	0.7

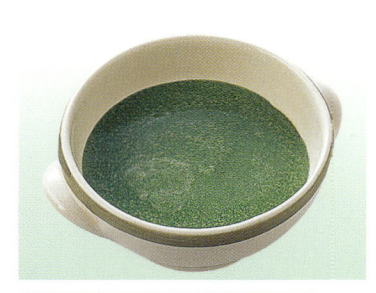

ほうれんそうのクリームスープ　　嚥下障害

材料・分量（目安量）

ほうれんそう	60 g	牛乳	180 g
たまねぎ	10 g	固形コンソメ	1 g
小麦粉	6 g	塩	0.5 g
油	4 g		

作り方
① ほうれんそうは6分位ゆでて軟らかくする。
② みじん切りのたまねぎを油で炒め，小麦粉を入れる。
③ 牛乳を加え，ルウをつくって，固形コンソメを加えて15分煮る。止め際にほうれんそうを加え一煮立ちさせる。ミキサーでピュレーにする。

● ゆでたほうれんそうは最後にスープに加えて緑色を鮮やかに保ちます。

E(kcal)	P(g)	F(g)	食塩(g)
198	7.9	11.2	1.1

鶏肉とコーンの中華スープ　　嚥下障害

材料・分量（目安量）

鶏肉（ももひき肉）	15 g	水	120 g
クリームコーン（缶詰）	50 g	固形コンソメ	2 g
卵	10 g（1/5個）	塩	0.5 g
		かたくり粉	3 g

作り方
① コーンは裏ごしして皮を除く。
② 水に固形コンソメを入れ，ひき肉，コーンを入れて煮る。塩をする。
③ かたくり粉で濃度を付けて，かき玉にする。
④ 最後にミキサーでなめらかにする。

● コーンの皮はしっかり除き，鶏肉がなめらかになるまでミキサーにかけます。

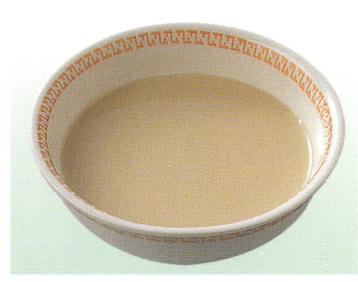

E(kcal)	P(g)	F(g)	食塩(g)
102	4.7	3.5	1.8

さんが焼き　　　　　　　　　　咀嚼障害

材料・分量（目安量）

あじ	65 g	赤みそ	3 g
しょうが	2 g	青じそ	2 g（3枚）
ながいも（すりおろし）	10 g	かたくり粉	2 g
	（大さじ1）	油	2 g
卵	10 g		

作り方
① あじは三枚におろして，骨を除く。包丁でミンチにする。
② しょうが，ながいも（すりおろし），卵，赤みそを加え味付ける。
③ 青じそ3枚にかたくり粉を付けて，②をのせて，油で焼く。

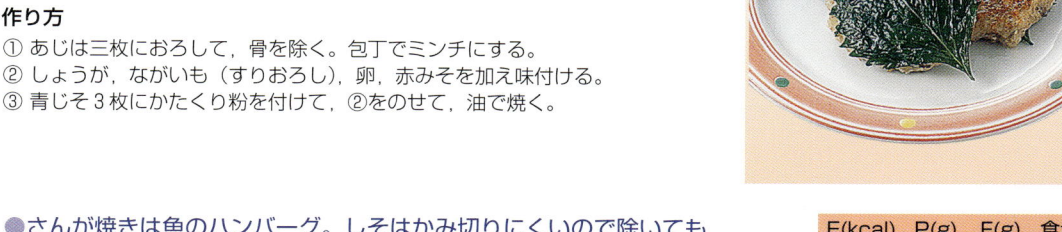

●さんが焼きは魚のハンバーグ。しそはかみ切りにくいので除いてもよい。

E(kcal)	P(g)	F(g)	食塩(g)
132	15.4	5.5	0.6

さばのみそ煮　　　　　　　　　咀嚼障害

材料・分量（目安量）

さば	65 g	砂糖	4 g
しょうが	3 g	酒	7 g
みそ	8 g	水	50 g

作り方
① さばは切り身を使う。
② しょうがは2枚薄切りにする。
③ みそ，砂糖，酒，水を沸騰させて，さばを入れて煮る。
④ 15分煮たら，さばを取り出し，汁のみ煮つめてさばにかける。
⑤ しょうがのせん切りを天盛りに飾る。

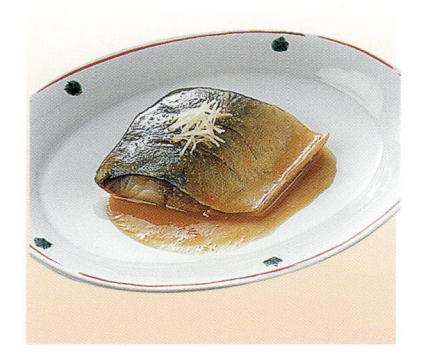

●脂ののった魚の煮魚は，食べやすい料理の代表。しっとり感を残して。

E(kcal)	P(g)	F(g)	食塩(g)
171	14.5	8.4	1.3

スパニッシュオムレツ　　　　　咀嚼障害

材料・分量（目安量）

卵	50 g	ベーコン	2 g
じゃがいも	40 g	塩	0.5 g
たまねぎ	15 g	油	3 g
トマト	10 g	パセリ（飾り用）	

作り方
① たまねぎ，ベーコンはみじん切り，じゃがいもは皮ごと電子レンジで加熱し皮をむき，厚めのいちょう切りにする。
② トマトは湯むきをして，さいの目に切る。
③ 油でたまねぎ，ベーコンを炒め，さらにじゃがいもを加えて炒める。
④ 溶き卵にトマトを加え，③に入れてオムレツをつくる。
⑤ 一度裏返して，両面焼く。4人分つくり放射状に4切れにする。
（写真のパセリは飾り用で実際には食べない。）

●ベーコンは小さめに。それ以外はどれも軟らかい食材で食べやすい。

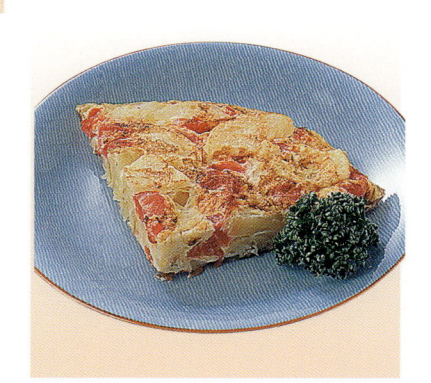

E(kcal)	P(g)	F(g)	食塩(g)
149	7.3	9.0	0.7

組合せ料理例

組合せ料理例

主菜

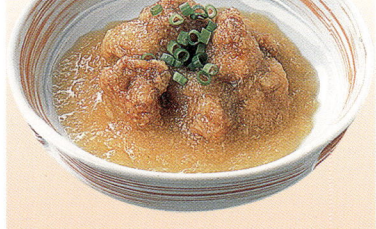

ヒレ肉の揚げおろし煮　　咀嚼障害

材料・分量（目安量）

豚肉（ヒレ）	60 g	だし汁	40 g
かたくり粉	6 g	しょうゆ	4 g
油	5 g	みりん	1 g
だいこん	40 g	かたくり粉	1.5 g
しょうが	2 g	水	5 g
万能ねぎ	1 g		

作り方

① ヒレ肉を2cm角位に切って，かたくり粉を付けて揚げる。
② だいこん，しょうがはおろす。
③ だし汁に調味料を加え，②を入れ，水溶きかたくり粉で濃度をつける。
④ ①を加えて，煮立たせる。
⑤ 万能ねぎを小口に切り，上からかける。

● ぱさつきやすい揚げ物はおろしあんかけにすると滑らかな食感に。

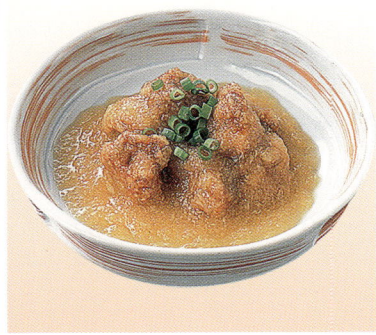

E(kcal)	P(g)	F(g)	食塩(g)
154	14.4	6.2	0.7

鶏団子のすき焼き煮　　咀嚼障害

材料・分量（目安量）

鶏肉（むね）	45 g	車ふ	5 g
卵	10 g	昆布だし汁	100 g
長ねぎ	15 g	砂糖	5 g
かたくり粉	1 g	しょうゆ	10 g
木綿豆腐	50 g	みりん	6 g
しゅんぎく	30 g	酒	6 g

（昆布だし汁〜酒：割り下）

作り方

① 鶏肉は包丁で粗みじん切りにする。長ねぎも粗みじん切りにする。
② 鶏肉，ねぎ，卵，かたくり粉を混ぜて，鶏団子にする。
③ ふは戻しておく。一口大に切る。
④ しゅんぎくは，3cm位に切る。
⑤ 鍋にだし汁，調味料を加え割り下をつくる。
⑥ ⑤に車ふ，鶏団子，豆腐，しゅんぎくを入れて煮る。

● ひき肉団子，ふ，木綿豆腐すべて食べやすい食材。しゅんぎくは軟らかく煮ます。

E(kcal)	P(g)	F(g)	食塩(g)
222	16.5	8.6	1.8

和風ハンバーグにんじんグラッセ添え　　咀嚼障害

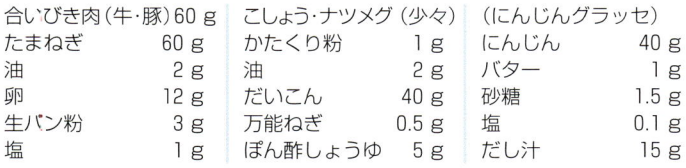

材料・分量（目安量）

合いびき肉（牛・豚）	60 g	こしょう・ナツメグ	(少々)	（にんじんグラッセ）	
たまねぎ	60 g	かたくり粉	1 g	にんじん	40 g
油	2 g	油	2 g	バター	1 g
卵	12 g	だいこん	40 g	砂糖	1.5 g
生パン粉	3 g	万能ねぎ	0.5 g	塩	0.1 g
塩	1 g	ぽん酢しょうゆ	5 g	だし汁	15 g

作り方

① たまねぎをみじん切りにし油で炒める。パン粉と卵を合わせておく。
② 肉に，①，塩，こしょう・ナツメグ，かたくり粉を加え形づくる。
③ フライパンに油を入れ焼く。
④ ②を皿に盛りだいこんおろしをのせ，小口切り万能ねぎを散らす。
⑤ ぽん酢しょうゆをかけ，にんじんグラッセ（にんじんはピーラーでリボン状にそぎ，弱火で20分煮る）を添える。

● 肉と同量のたまねぎを入れた軟らかいハンバーグです。

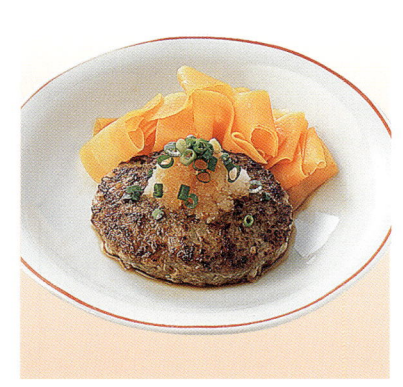

E(kcal)	P(g)	F(g)	食塩(g)
263	14.5	15.5	1.7

なすとひき肉のカレー煮　　咀嚼障害

材料・分量（目安量）
牛・ひき肉	40 g	にんにく	3 g
なす	70 g	油	4 g
オクラ	15 g	カレールウ	20 g
トマト	30 g	水	150 g
たまねぎ	30 g		

作り方
① なすはかみやすいように適宜皮をむき，半月切り1cm厚みにする。
② オクラは輪切り，トマトは湯むきをしてざく切り，たまねぎ，にんにくはみじん切りにする。
③ 油でにんにく，たまねぎを炒めて，さらにひき肉，なすを加えて炒める。
④ ③にトマト，水を加えて煮る。20分煮たら，カレールウ，オクラを加えさらに7〜8分煮る。

● よく煮たなすのとろっと感は食べやすい。カレーはどの世代にも好まれます。

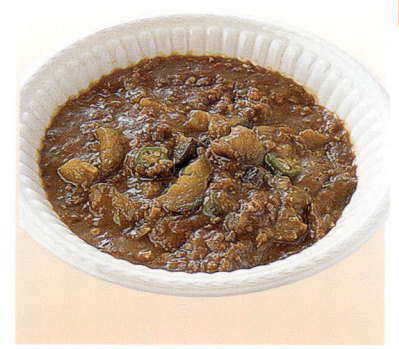

E(kcal)	P(g)	F(g)	食塩(g)
270	10.7	17.1	2.2

マーボー豆腐　　咀嚼障害

材料・分量（目安量）
絹ごし豆腐	150 g	しょうが	1 g	トウバンジャン	0.2 g
鶏肉（むね・ひき肉）		油	4 g	かたくり粉	3 g
	40 g	中華だし	30 g	水	10 g
長ねぎ	30 g	砂糖	2 g	ごま油	2 g
生しいたけ	10 g	しょうゆ	8 g		
にんにく	1 g	酒	4 g		

作り方
① 長ねぎ，しいたけはみじん切り，にんにく，しょうがもみじん切りにする。
② 油に①を入れ炒め，さらにトウバンジャン，ひき肉を加えて炒める。
③ 中華だし，調味料を入れて加熱し，サイコロ切りにした豆腐を加えて2〜3分煮る。
④ 水溶きかたくり粉を入れ，濃度を付け，最後にごま油を加える。

● 最後に付けるかたくり粉は多めにして，ひき肉が口の中でばらつかないように。

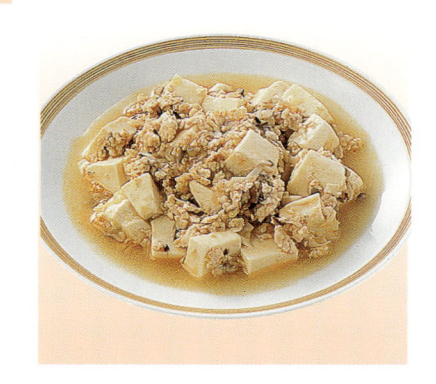

E(kcal)	P(g)	F(g)	食塩(g)
256	16.5	15.2	1.2

豆腐のかに泡雪あん　　咀嚼障害（嚥下障害・軽度）

材料・分量（目安量）
絹ごし豆腐	120 g	塩	0.5 g
卵白	15 g	かたくり粉	2 g
かにフレーク（缶詰）	10 g	水	6 g
中華だし	70 g	切りみつば	（少々）
酒	3 g		

作り方
① 豆腐は5cm角1cm厚み位の色紙切りにする。
② 鍋に中華だしを入れ，かにフレーク，酒，塩を加える。
③ ②に卵白を溶き入れ，泡雪状にする。
④ ③に豆腐を加え，2〜3分煮る。
⑤ 水溶きかたくり粉で濃度を付ける。
⑥ きざんだみつばを散らす。

● 卵白は冷凍できるので，卵黄使用で余った卵白を保存しておくと便利です。

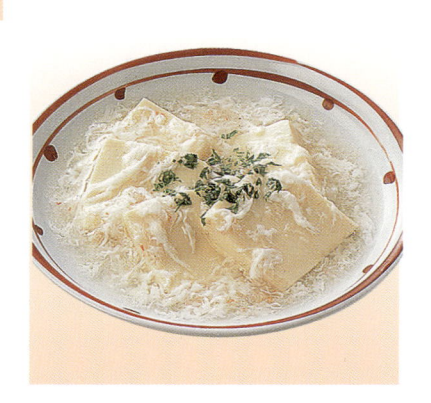

E(kcal)	P(g)	F(g)	食塩(g)
94	9.7	3.6	0.8

組合せ料理例

組合せ料理例

主菜

水ぎょうざ　　　嚥下障害

材料・分量（目安量）

ぎょうざの皮	40g（5枚）	たれ	
豚・ひき肉	40g	酢	3g
はくさい	40g	しょうゆ	4g
にんにく	0.2g	だし汁	10g
しょうゆ	3g	砂糖	0.5g
ごま油	0.5g		

作り方
① はくさいはゆでで，よく水気をしぼり粗切りする。
② ひき肉，はくさい，にんにくをミキサーで細かくする。
③ しょうゆ，ごま油を加え，さらにミキサーで混ぜる。
④ ぎょうざの皮は半分に切る。
⑤ 皮に，具を包んで8分程度ゆでる。
⑥ たれを添える。

● ぎょうざの皮は半分にして。軟らかい水ぎょうざはまとまりやすく嚥下しやすい料理です。

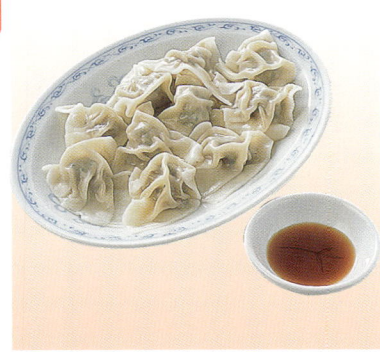

E(kcal)	P(g)	F(g)	食塩(g)
223	12.1	7.1	1.1

空也蒸し　　　嚥下障害

材料・分量（目安量）

絹ごし豆腐	100g	だし汁	50g
卵	40g ⎫	酒	2g ⎫
だし汁	120g ⎬卵液	塩	0.4g ⎬あん
塩	0.5g ⎪	しょうが	0.5g ⎪
うすくちしょうゆ	2g ⎭	かたくり粉	2g ⎪
		水	5g ⎭

作り方
① 器に豆腐を置く。
② だし汁，卵，調味料を合わせ，卵液をつくる。
③ ①に②をかけ，蒸す。
④ だし汁に酒，塩，しょうが汁を入れ，水溶きかたくり粉を入れあんをつくる。
⑤ ③に，④をかける。

● 絹ごし豆腐，茶碗蒸し，くずあんは，嚥下食の代表料理。蒸し過ぎに注意します。

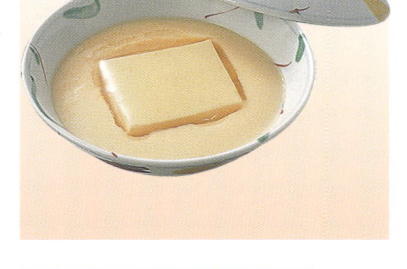

E(kcal)	P(g)	F(g)	食塩(g)
131	10.7	7.2	1.5

むきがれいのくず煮　　　嚥下障害

材料・分量（目安量）

かれい	65g	しょうゆ	5g
かたくり粉	5g	砂糖	3g
オクラ	10g	酒	3g
		水	40g

作り方
① むきがれいにかたくり粉をたっぷり付ける。
② 水に調味料を入れ，沸騰したら①を入れて弱火で10分煮る。
③ オクラは軟らかめにゆでて，種をのぞいて，包丁でたたく。
④ ②を器に盛り，③を前盛りに添える。

● かたくり粉をたっぷり付けて煮ることで，まとまりやすさと軟らかさを。

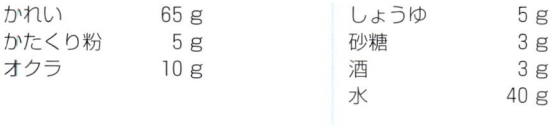

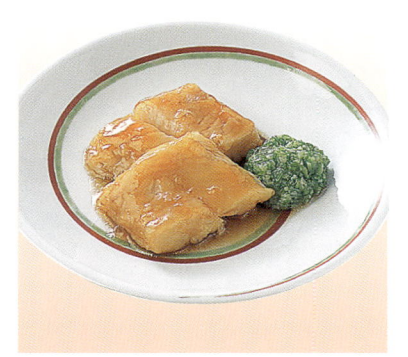

E(kcal)	P(g)	F(g)	食塩(g)
100	13.4	0.9	0.9

さけポテト焼きあんかけ　　嚥下障害

材料・分量（目安量）

じゃがいも	70 g	だし汁	50 g	）
さけ（缶詰）	40 g	しょうゆ	2 g	
万能ねぎ	2 g	みりん	2 g	＞あん
卵	10 g（1/5個）	かたくり粉	1 g	
小麦粉	3 g	水	3 g	）
油	3 g			

作り方

① じゃがいもは皮付きのまま電子レンジで加熱し，皮をのぞきマッシュする。
② 万能ねぎは小口切り
③ さけをほぐし，①②，つなぎの卵を混ぜて3等分し，小判型にする。
④ 小麦粉を付けて，油で焼く。
⑤ だし汁に調味料を加えて水溶きかたくり粉であんをつくる。
⑥ ④に⑤をかける。

● じゃがいものほくほく感に，くずあんをプラスすることで，飲み込みやすく。

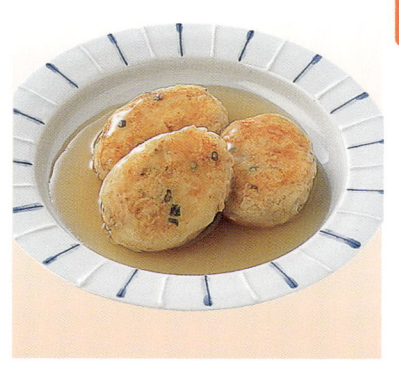

E(kcal)	P(g)	F(g)	食塩(g)
187	11.5	7.6	0.6

まぐろとアボカドのわさびじょうゆ　　嚥下障害

材料・分量（目安量）

まぐろ（中トロ刺し身）	35 g	マヨネーズ	10 g
アボカド	50 g	しょうゆ	5 g
（よく熟したもの）		わさび	（少々）

作り方

① まぐろは2cm角，アボカドは一口大に切る。
② ①をわさび，しょうゆ，マヨネーズだれで味付ける。

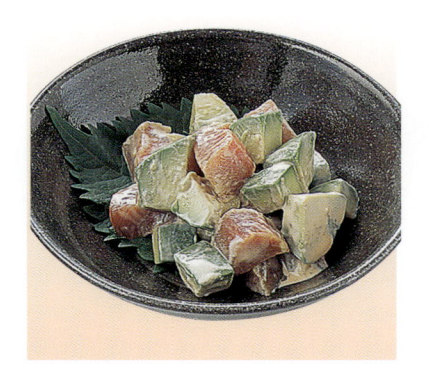

● まぐろ，アボカドは，軟らかくまとまりやすい食材の代表。わさびで和風に。

E(kcal)	P(g)	F(g)	食塩(g)
288	8.8	26.5	1.0

豆腐の野菜あんかけ　　嚥下障害

材料・分量（目安量）

絹ごし豆腐	80 g	しょうゆ	4 g
にんじん	10 g	ごま油	2 g
たまねぎ	30 g	中華だし	60 g
生しいたけ	5 g	水	1.5 g
しょうが	2 g	かたくり粉	1.5 g

作り方

① 野菜はすべてフードプロセッサーでみじん切りにする。
② 中華だしにしょうゆ，ごま油で調味し，①を加え20分程煮る。
③ ②に水溶きかたくり粉を加え濃度付ける。
④ ③に3cm位の色紙切りに切った豆腐を加えて3～4分煮る。

● フードプロセッサーにかけてから煮ることで，口あたりのよい食感に。

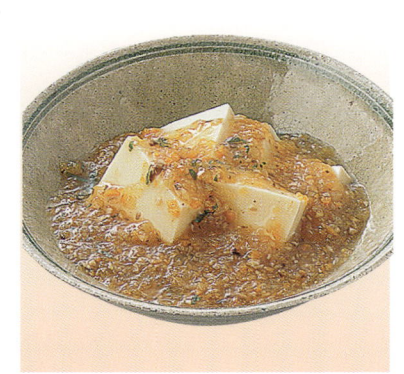

E(kcal)	P(g)	F(g)	食塩(g)
89	5.2	4.5	0.7

組合せ料理例

組合せ料理例

副菜

だいこんと干し貝柱のスープ煮 　咀嚼障害

材料・分量（目安量）

だいこん	80 g	塩	0.8 g
にんじん	20 g	かたくり粉	2 g
ほたてがい（乾燥貝柱） 2 g		水	5 g
中華だし	100 g		

作り方
① だいこん，にんじんはサイコロ切りにする。
② 貝柱は，水に漬けて戻しておく。
③ ①と刻んだ貝柱と戻し汁，中華だしで40分煮る。塩で味を調える。
④ 水溶きかたくり粉であんかけにする。

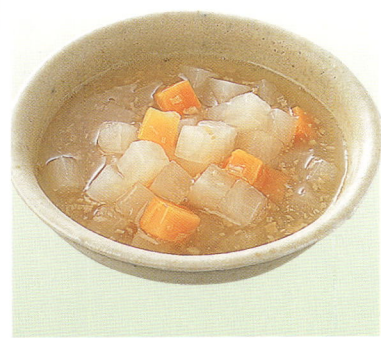

E(kcal)	P(g)	F(g)	食塩(g)
38	2.6	0.1	1.0

●だいこん，にんじんはゆっくり煮て，舌でつぶせる位の軟らかさに。

やまいもの天ぷら 　咀嚼障害（嚥下障害・軽度）

材料・分量（目安量）

ながいも	60 g	青のり	（少々）
だいこん	40 g	油	6 g
しょうが	2 g	めんつゆ・ストレート	5 g
天ぷら粉	15 g		

作り方
① ながいもは5cmの拍子木切り。
② 天ぷら粉を水で溶き，青のりを混ぜる。
③ ①に②を付けて，揚げる。
④ 天ぷらにだいこんおろしとおろししょうがを添える。

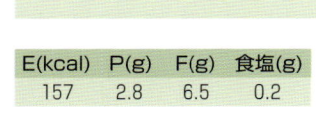

E(kcal)	P(g)	F(g)	食塩(g)
157	2.8	6.5	0.2

●いものほくほく感が出てくるまで揚げると，食べやすい天ぷらに。

揚げなすの土佐酢浸け 　咀嚼障害

材料・分量（目安量）

なす	80 g	酢	3 g
油	8 g	かつお節	0.2 g
めんつゆ・ストレート	10 g		

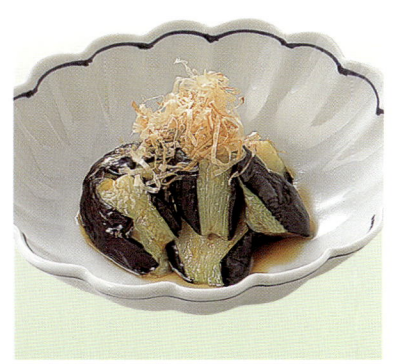

作り方
① なすはかみやすいように適宜皮をむく。大きめの，斜め乱切りにして揚げる。
② めんつゆと酢を合わせたたれに漬けて味付ける。
③ 器に盛り，かつお節を天盛りにする。

E(kcal)	P(g)	F(g)	食塩(g)
97	1.3	8.1	0.3

●なすの皮はかみ切りにくいので，部分的にむいて，見た目と食べやすさを。

はくさいと肉団子の中華スープ煮　咀嚼障害

材料・分量（目安量）

はくさい	80 g	塩	0.2 g
豚・ひき肉	25 g	中華だし	150 g
長ねぎ	5 g	塩	0.6 g
卵	5 g	しょうゆ	2 g
水	5 g	酒	6 g
かたくり粉	1 g	ごま油	0.8 g

作り方
① はくさいは繊維を切る細切りにする。
② 長ねぎはみじん切りにする。
③ ひき肉に，長ねぎ，卵，水，かたくり粉，塩を加えてよく練る。
④ 中華だしで③の肉団子を煮て，取り出しておく。
⑤ ④にはくさいを入れて，塩，しょうゆ，酒で調味して30分加熱する。
⑥ 最後に肉団子を加え，ごま油を入れる。

● はくさいは繊維を短く切り，30分加熱することで，とろとろの食感に。

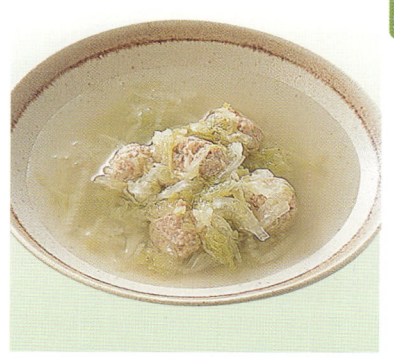

E(kcal)	P(g)	F(g)	食塩(g)
99	7.4	5.2	1.3

なめらか白和え　咀嚼障害

材料・分量（目安量）

しゅんぎく	30 g	木綿豆腐	30 g
にんじん	20 g	練りごま	5 g
だいこん	15 g	西京みそ	3 g
だし汁	45 g	砂糖	2 g
砂糖	2 g	塩	0.2 g
しょうゆ	3 g		

作り方
① しゅんぎくは5分ゆで，2cm位に切る。
② にんじん・だいこんは2cm長さの短冊に切り，調味しただし汁で15分煮る。
③ ②にしゅんぎくを加えて煮て，煮汁を蒸発させる。
④ 木綿豆腐は電子レンジで温め，水気をきる。
⑤ フードプロセッサに豆腐，練りごま，みそ，砂糖，塩を加える。
⑥ ⑤はマヨネーズ状になるまでなめらかにする。③を加え器に盛る。

● 白和えの豆腐は，フードプロセッサーで時間をかけて，滑らかな食感に。

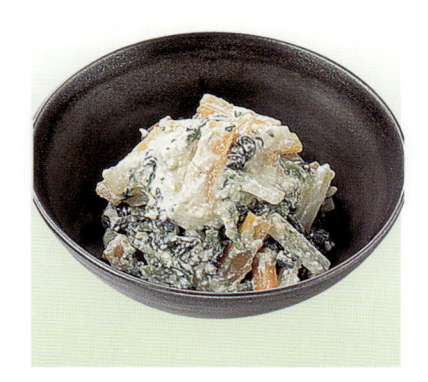

E(kcal)	P(g)	F(g)	食塩(g)
93	4.6	4.2	1.0

トマトとアボカドのサラダ　咀嚼障害（嚥下障害・軽度）

材料・分量（目安量）

トマト	50 g	和風ドレッシング	5 g
アボカド	40 g	サラダな（飾り用）	(適宜)
（よく熟したもの）			

作り方
① トマトは皮むきをし，小さめの乱切りにする。
② アボカドもトマト同様に切る。
③ ①②を和風ドレッシングに和える。
④ サラダなを敷いた器に盛る。
（サラダなは飾り用で実際には食さない。）

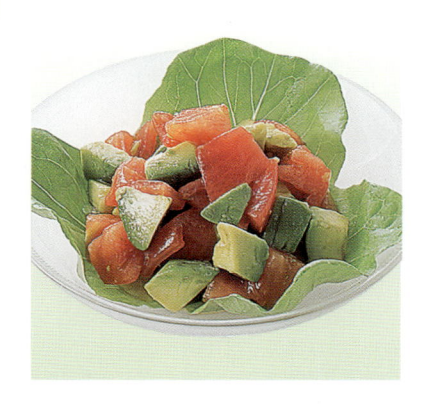

● トマト，アボカドともに，よく熟した軟らかいものを使います。

E(kcal)	P(g)	F(g)	食塩(g)
88	1.5	7.5	0.4

組合せ料理例

副菜

ねぎのとろとろ煮（ブレゼ） 〔嚥下障害〕

材料・分量（目安量）

長ねぎ	70 g	水	50 g
バター	3 g	塩	0.3 g
固形コンソメ	1 g		

作り方
① 長ねぎは軟らかい白ねぎを使う。5 cm位に切る。
② 水にバター，固形コンソメ，塩を加え，①を入れ30分程煮る。
③ ねぎがとろろろになるまで軟らかくなったら器に盛る。

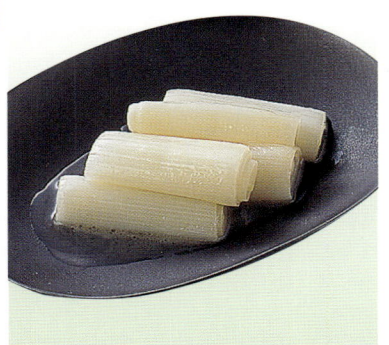

E(kcal)	P(g)	F(g)	食塩(g)
44	0.4	2.5	0.8

● 冬の軟らかいねぎの白い部分を使います。口でとける食感に仕上がります。

茶巾かぼちゃのくずあん 〔嚥下障害〕

材料・分量（目安量）

かぼちゃ（西洋）	90 g	だし汁	30 g
だし汁	50 g	塩	0.5 g
しょうゆ	2 g	みりん	3 g
砂糖	5 g	かたくり粉	1 g
		水	3 g

作り方
① かぼちゃは皮をむいて一口大に切る。
② だし汁，しょうゆ，砂糖で煮てマッシュする。
③ ラップを用いて，小さい茶巾にする。
④ だし汁に塩，みりんで調味をし，水溶きかたくり粉を入れくずあんをつくる。
⑤ 器に③を入れ，④をかける。

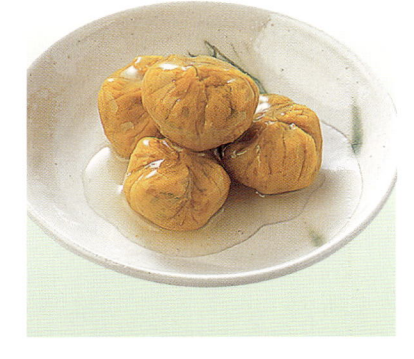

E(kcal)	P(g)	F(g)	食塩(g)
115	2.3	0.4	0.9

● むせやすいかぼちゃは，小さい茶巾にし，あんかけにすることで飲み込みやすく。

はくさいのクリーム煮 〔嚥下障害〕

材料・分量（目安量）

はくさい	100 g	油	4 g
ロースハム	5 g	塩	0.5 g
牛乳	100 g	かたくり粉	4 g
中華だし	50 g	水	12 g

作り方
① ロースハムはみじん切りにする。
② はくさいは軸の部分は薄切り，葉は3 cm角位に切る。
③ ②を油で炒める。
④ ③に中華だし，塩を入れ，25分煮て軟らかくする。
⑤ ④に牛乳を加え，水溶きかたくり粉でとろみを付け，最後に①を加える。

E(kcal)	P(g)	F(g)	食塩(g)
142	5.3	8.6	0.8

● クリーム煮に，かたくり粉でしっかり濃度を付けると，飲み込みやすい食感に。

副菜

なめこのおろし和え　　嚥下障害

材料・分量（目安量）

なめこ	20 g	めんつゆ・ストレート	5 g
だいこん	60 g	とろみ剤	（少々）

作り方
① なめこは下ゆでし，包丁で細かく切る。
② だいこんおろしはめんつゆで味付け，とろみ剤を加え，なめらかにする。
③ ①，②を混ぜる。
（とろみ剤は，p.62参照）

●なめこの細かさや，とろみ剤の量は，状況に応じて調節しながら。

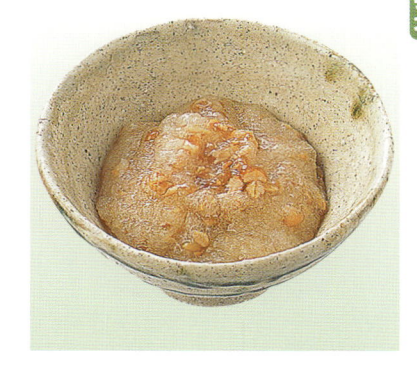

E(kcal)	P(g)	F(g)	食塩(g)
16	0.8	0.1	0.2

とうがんとツナのくず煮　　嚥下障害

材料・分量（目安量）

とうがん	80 g	塩	0.5 g
ツナ（缶詰）	15 g	かたくり粉	3 g
固形コンソメ	1 g	水	9 g
水	80 g		

作り方
① とうがんは5cm角に切り，洋風だし汁で20分以上煮て軟らかくする。
② ツナ缶詰の油を除き，①に加え塩で調味する。
③ ②に水溶きかたくり粉を加え，汁をとろっとさせる。

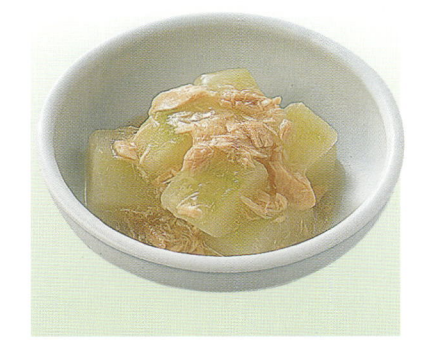

●軟らかく煮たとうがんは口の中ですぐ崩れ，まとまりやすく，飲み込みやすい。

E(kcal)	P(g)	F(g)	食塩(g)
36	2.9	0.2	1.0

だいこんの野菜あんかけ　　嚥下障害

材料・分量（目安量）

だいこん	80 g	だし汁	70 g
乾しいたけ	2 g	a ┌ しょうゆ	2 g
ごぼう	15 g	｜ 砂糖	0.5 g
さやえんどう	3 g	└ 酒	2 g
かたくり粉	2 g		
水	6 g		

作り方
① だいこんは2cm位の輪切りにして，いちょう切りにする。
② 乾しいたけは水に戻し，ごぼうは一口大に切る。
③ だし汁をaで調味し，①②を加え，30分以上煮てだいこんを軟らかくする。
④ だいこんのみを取り出し，さやえんどうを加えてさらに3分程煮る。
⑤ ④をフードプロセッサーにかけ，野菜を細かくする。
⑥ ⑤を鍋に戻し，水溶きかたくり粉で野菜あんにする。
⑦ だいこんを器に盛り，⑥の野菜あんをかける。
●だいこんは最低でも30分以上は加熱して，舌でも簡単につぶせる軟らかさに。

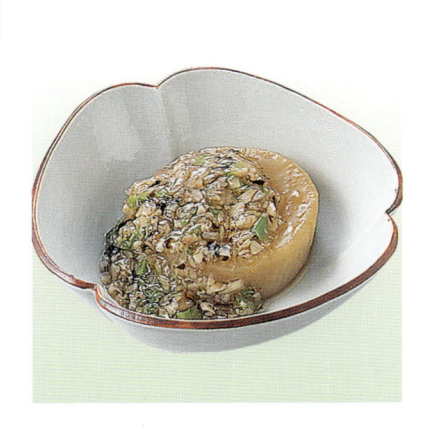

E(kcal)	P(g)	F(g)	食塩(g)
43	1.7	0.2	0.4

組合せ料理例　55

組合せ料理例

副菜

野菜サラダのゼリー寄せ　　嚥下障害

材料・分量（目安量）

卵	25 g（1/2個）	牛乳	15 g
きゅうり	45 g	塩	0.2 g
トマト	30 g	ゼラチン	1.5 g
マヨネーズ	12 g	水	30 g

（サラダなは飾り用）

作り方
① 卵はゆでたまごにする。卵白はみじん切り，卵黄はほぐす。
② きゅうりはすりおろす。
③ トマトは湯むきしてからみじん切りにする。
④ ゼラチンは水にしとらせ，電子レンジで溶かす。
⑤ ④にマヨネーズ，牛乳，塩を加えて混ぜる。
⑥ ⑤に①②③を加えてまぜ，型にながす。
⑦ ⑥を切って器に盛る。

● ゼラチン寄せは嚥下食の代表。ぱさぱさしたゆでたまごも飲み込みやすく。

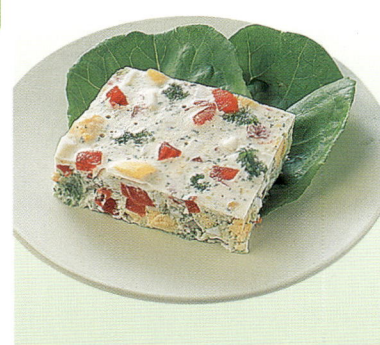

E(kcal)	P(g)	F(g)	食塩(g)
149	5.7	12.3	0.5

もずく寒天　　嚥下障害

材料・分量（目安量）

味付けもずく	70 g
だし汁	50 g
粉寒天	0.3 g

作り方
① 味付けもずくはミキサーにかけ細かくする。
② だし汁に寒天を入れて十分に煮溶かす。
③ ②に①を加えて，器にながして固める。
④ ③を切って器に盛る。

E(kcal)	P(g)	F(g)	食塩(g)
17	0.7	0.1	0.7

● 寒天は軟らかく仕上がる濃度で固めると，口の中でもまとまりやすくなります。酸味は少なめに。

オクラとろろ　　嚥下障害

材料・分量（目安量）

オクラ	30 g	塩	0.5 g
やまといも	40 g	しょうゆ	1 g
だし汁	15 g		

作り方
① オクラは軟かくゆでて種を取る。
② やまといも，①，だし汁，調味料を加えミキサーでなめらかにする。

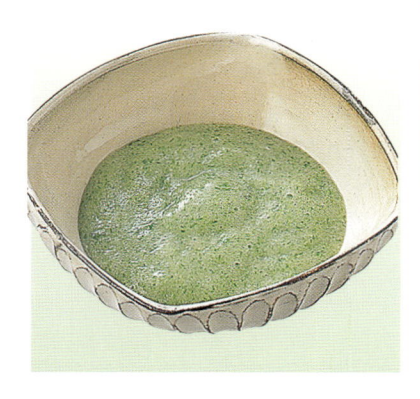

E(kcal)	P(g)	F(g)	食塩(g)
59	2.6	0.2	0.7

● オクラのねばりを最大限に利用します。種は，渋みが出るので必ず取り除きましょう。

りんごのレモン煮   咀嚼・嚥下障害

材料・分量（目安量）

りんご	100 g	砂糖	15 g
レモン汁	5 g	水	40 g

作り方
① りんごは皮をむき12等分する。
② 鍋に水，レモン汁，砂糖，りんごの皮と一緒に①を加える。
③ りんごが十分軟らかくなるまで煮る。

● りんごの皮を捨てないで一緒に煮ると，色もきれいに。とろっとするまで煮ます。

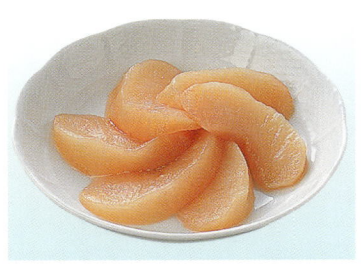

E(kcal)	P(g)	F(g)	食塩(g)
113	0.2	0.1	0.0

かぼちゃのメープル風味   咀嚼・嚥下障害

材料・分量（目安量）

かぼちゃ（西洋）	70 g	メープルシロップ	6 g
バター	3 g		

作り方
① かぼちゃは電子レンジで加熱する。1 cm位の厚みにし，バターで焼いて焼き色を付ける。
② ①を皿に盛り，メープルシロップをかける。

● 軟らかいかぼちゃは，食べやすい食材です。メープルシロップで上品な甘さに。

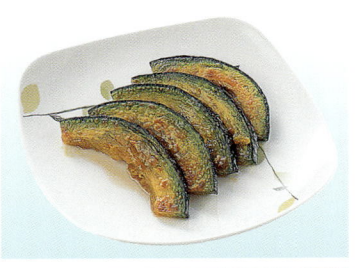

E(kcal)	P(g)	F(g)	食塩(g)
101	1.4	2.6	0.1

バナナケーキ   咀嚼・嚥下障害

材料・分量（目安量）

卵	15 g	バナナ	20 g
ホットケーキミックス	25 g	バター	8 g

作り方
① バナナはフォークでつぶす。
② バターは電子レンジで溶かしバターにする。
③ ホットケーキミックスに溶き卵とバナナを加える。
④ ③に②を入れ，混ぜてパウンド型に入れて170度で焼く。（5倍量位でつくるとつくりやすい）

● バナナが入ることで，ケーキがしっとりとし，口の中でのぱさつきを抑えます。

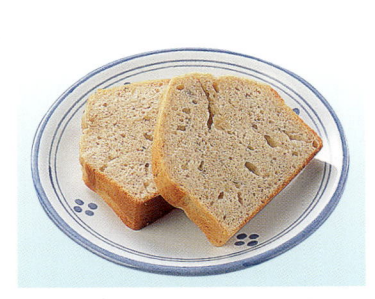

E(kcal)	P(g)	F(g)	食塩(g)
191	4.0	9.1	0.5

そばぜんざい   咀嚼・嚥下障害

材料・分量（目安量）

そば粉	15 g	あずき（ゆであずき缶詰）	40 g
水	80 g		

作り方
① そば粉に水を入れて混ぜる。火にかけよく練りそばがきをつくる。
② 器に盛り，ゆであずきをのせる。

● そばがきが，口の中でべたつく場合はぜんざいで調節を。

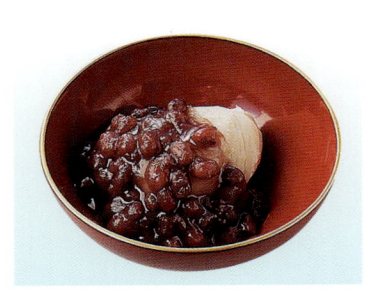

E(kcal)	P(g)	F(g)	食塩(g)
141	3.6	0.6	0.1

組合せ料理例

デザート・間食

マンゴーとバナナのクリーム和え　咀嚼・嚥下障害

材料・分量（目安量）
マンゴー	40 g	砂糖	2 g
バナナ	40 g	ミント	（少々）
生クリーム	25 g		

作り方
① マンゴーとバナナは一口大に切る。
② 生クリームは砂糖を加えホイップする。
③ ②に①をを和える。ミントを飾る。

●マンゴーはよく熟したものを使います。噛まずに飲み込める位の軟らかさで。

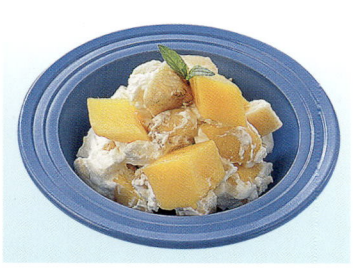

E(kcal)	P(g)	F(g)	食塩(g)
171	1.6	9.2	0.1

サワークリームのアプリコットジャムかけ　咀嚼・嚥下障害

材料・分量（目安量）
サワークリーム	40 g	セルフィーユ	（少々）
あんずジャム	25 g		

作り方
① サワークリームを器に盛る。
② あんずジャムをかける。
③ セルフィーユを飾る。

●サワークリームはまとまりやすい食感で，そのままデザートに。

E(kcal)	P(g)	F(g)	食塩(g)
216	1.6	14.5	0.1

もものムース　咀嚼・嚥下障害

材料・分量（目安量）
もも（白桃缶詰）	30 g	牛乳	20 g
白桃缶汁	10 g	ゼラチン	1.5 g
プレーンヨーグルト	20 g	水	10 g

作り方
① ももは汁・実ともミキサーにかけてピュレーにする。
② ゼラチンを水にしとらせる。
③ 牛乳を温めて②を煮溶かす。
④ ③に，①，ヨーグルトを混ぜる。
⑤ 器に入れて固める。

●ももの缶詰はミキサーでなめらかなピュレーにしてから使います。

E(kcal)	P(g)	F(g)	食塩(g)
65	2.9	1.4	0.1

なめらか杏仁　咀嚼・嚥下障害

材料・分量（目安量）
牛乳	120 g	キウイ	10 g	アーモンドエッセンス	
練乳（無糖）	8 g	砂糖 5 g，寒天 0.4 g			（少々）
マンゴー（缶詰）	15 g	ゼラチン	1.5 g	砂糖	7 g

作り方
① 寒天を水40 gに入れ煮溶かす。ゼラチンは水10 gに入れ膨潤させる。
② 牛乳，練乳，砂糖5 gを鍋に入れ温め，ゼラチンを入れて溶かす。さらに溶かした寒天を入れ，アーモンドエッセンスを加え，器に入れ冷やし固める。
③ 砂糖7 gを水30 gに入れて沸騰させシロップをつくり，冷やしておく。
④ ②にサイコロに切ったマンゴー，キウイを入れ，③をかける。

●寒天とゼラチンの併用で，口あたりがよくまとまりやすいゼリーに。

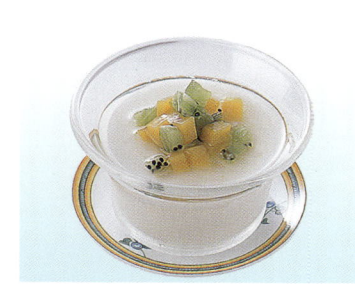

E(kcal)	P(g)	F(g)	食塩(g)
159	6.0	5.2	0.2

ほたてのムース　　　嚥下障害

材料・分量（目安量）

ほたてがい	20 g	生クリーム	15 g
塩	0.1 g	ゼラチン	0.7 g
酒	1 g	水	2 g
牛乳	10 g		

作り方
① ほたてがいに塩，酒をし，蒸してからミキサーにかける。
② 牛乳を温めて，水にしとらせたゼラチンを加え，煮溶かす。
③ ①に②を少しずつ加えて，なめらかにする。
④ ③に6分立て位に泡立てた生クリームを加える。
⑤ 型に入れ，スプーンですくって器に盛る。

● ほたて以外に，鶏肉・えびで同様になめらかなムースができます。

E(kcal)	P(g)	F(g)	食塩(g)
91	5.1	5.8	0.2

りんごジュースのゼリー　　　嚥下障害

材料・分量（目安量）

りんごジュース	120 g	水	5 g
ゼラチン	2 g		

作り方
① ゼラチンを水で膨潤させる。
② りんごジュースを鍋で温め，①を加え煮溶かす。
③ ②を器に入れて冷やし固める。

● 1.6～1.8％程度の濃度のゼラチンゼリーは，嚥下しやすい食感です。

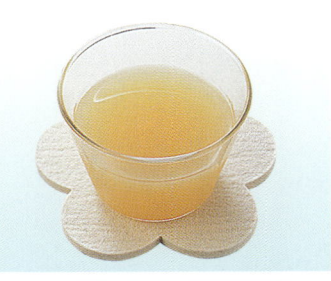

E(kcal)	P(g)	F(g)	食塩(g)
60	2.0	0.1	0.0

みそ汁のゼリー　　　嚥下障害

材料・分量（目安量）

絹ごし豆腐	30 g	ゼラチン	2 g
みそ	11 g	水	5 g
だし汁	120 g		

作り方
① ゼラチンを水で膨潤させる。
② 豆腐はさいの目に切り，みそ汁をつくる。
③ ②に①を加えてゼラチンを煮溶かす。
④ ③を器に入れて冷やし固める。

● みそ汁ゼリーの具は，豆腐やいもなど軟らかい食材で。

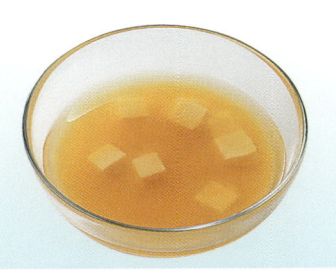

E(kcal)	P(g)	F(g)	食塩(g)
48	5.2	1.7	1.5

五分がゆ梅肉だれ　　　嚥下障害

材料・分量（目安量）

五分がゆ	150 g	とろみ剤（p.62参照）	
		梅肉	2 g
		だし汁	5 g

作り方
① 五分がゆにとろみ剤を入れ濃度を付ける。
② 梅肉は包丁でたたいて滑らかにし，だし汁でのばす。
③ ①に②をのせる。

● 嚥下困難な場合のかゆ食は，水分の多い五分がゆをとろみ剤で調整します。

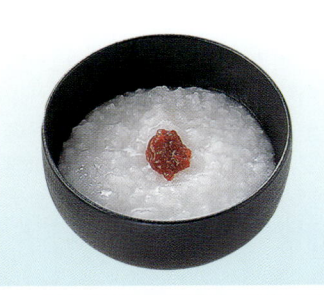

E(kcal)	P(g)	F(g)	食塩(g)
58	0.8	0.2	0.2

ゼリー食

組合せ料理例

組合せ料理例

ソフト食

ソフトつくね・たまねぎ

材料・分量（目安量）

鶏肉・ひき肉	50 g	たまねぎ	50 g
卵	5 g	油	2 g
赤みそ	5 g		

ソフトつくね・やまといも

材料・分量（目安量）

鶏肉・ひき肉	50 g	赤みそ	5 g
卵	5 g	やまといも	10 g

ソフトつくね・じゃがいも

材料・分量（目安量）

鶏肉・ひき肉	50 g	マッシュの素	5 g
卵	5 g	牛乳	20 g
赤みそ	5 g		

ソフトつくね・豆腐

材料・分量（目安量）

鶏肉・ひき肉	50 g	赤みそ	5 g
卵	5 g	木綿豆腐	30 g

作り方

① たまねぎは炒める。やまといもはすりおろし，マッシュの素は牛乳を加えてマッシュポテトに，豆腐は水気をきり，くずしておく
② 鶏ひき肉に，卵・赤みそ，それぞれのつなぎの材料を加えてよく混ぜる。
③ フライパンで焼く（または蒸してもよい）。

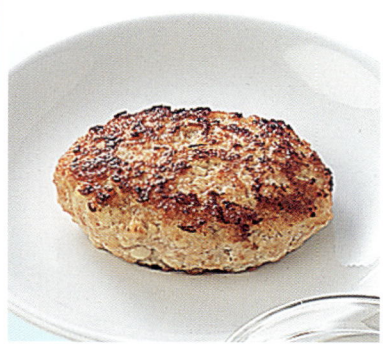

たまねぎ

E(kcal)	P(g)	F(g)	食塩(g)
137	12.2	7.0	0.8

やまといも

E(kcal)	P(g)	F(g)	食塩(g)
112	12.2	5.0	0.8

じゃがいも

E(kcal)	P(g)	F(g)	食塩(g)
131	12.7	5.7	0.8

豆腐

E(kcal)	P(g)	F(g)	食塩(g)
121	13.7	6.2	0.8

ソフト食

　咀嚼・嚥下障害者に対する食事の1つに「ソフト食」[*]という考え方があります。通常の調理では食べにくい肉や葉野菜を，おいしく・食べやすくする工夫です。ポイントはあらかじめ小さくした食材に，つなぎを加えて加熱します。つなぎとして使用しやすいのは，炒めたみじん切りたまねぎ，おろしたやまといも，マッシュ状のじゃがいも，水きりした豆腐などです。これらのつなぎによって「軟らかさ」を出します。使用量はつなぎによって異なります。加えて，食塊的な「滑らかさ」を出すため，卵黄や油を入れます。

　本書ではソフトつくねを紹介します。鶏肉（ひき肉）に加えるつなぎの使用量は，たまねぎの場合はひき肉と同量，やまといもは2割，マッシュポテト・豆腐は5〜6割です。これらの分量は仕上がりの軟らかさや，調理のときの扱いやすさを考慮したものです。さらに加える卵黄は，全卵に変えることもできます。加熱方法は，蒸した方がよりソフトな状態に仕上がりますが，成形してフライパンで焼くこともできます。写真のようなフライパン焼きの場合は，表面がかためになっていますので，あんかけにしてしっとりさをプラスしてください。

[*] 黒田留美子：高齢者ソフト食（厚生科学研究所）2001年，ソフト食とは，脱「刻み食」として，小さくした素材につなぎを加えて加熱し，軟らかいけれども形のある状態（舌でつぶせるが，形があり，表面はすべりがよいもの）を目指した食物形態。

アイソトニックゼリー

材料・分量（目安量）
（市販品）

E(kcal)	P(g)	F(g)	Na(mg)
3.2	0.0	0.0	53

（100mℓ中）

お茶ゼリー

材料・分量（目安量）
せん茶・ほうじ茶　125 g
介護用ウルトラ寒天　1 g

E(kcal)	P(g)	F(g)	食塩(g)
2	0.0	0.0	0.0

紅茶ゼリー

材料・分量（目安量）
紅茶　　　　120 g
ゼラチン　　　2 g

E(kcal)	P(g)	F(g)	食塩(g)
8	1.9	0.0	0.0

ミルクくず

材料・分量（目安量）
牛乳　　　150 g　　　とろみ剤
　　　　　　　　　　　砂糖　　　5 g

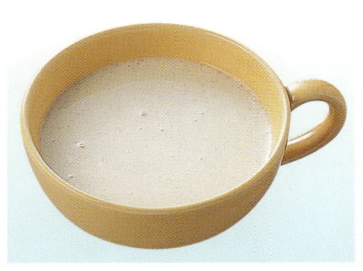

E(kcal)	P(g)	F(g)	食塩(g)
120	5.0	5.7	0.2

水分補給ゲル状食

水分補給について

　嚥下障害がある場合，さらさらした水ものがいちばんむせやすい食品です。これらの食品は粘りがまったくないので，摂取時に口から咽頭に急速に落ちていくため，誤嚥しやすいのです。そのため，嚥下障害者には，水，お茶，牛乳，みそ汁などの液状の食品はゲル化剤やとろみ調整剤を用いて，ゲル状にしたり，とろみを付けて誤嚥しにくくして提供します。

　手軽な水分補給としては，アイソトニックゼリーのようにゼリー状になった水があります。お茶ゼリーや，紅茶ゼリー，みそ汁ゼリーはゼラチンや寒天，介護食用ソフト寒天等を用いてゲル状にします。嚥下障害には，1.6～1.8％濃度のゼラチンゼリーがいちばん飲み込みやすいとされていますが，寒天でも通常の半分位の濃度（粉寒天で0.3～0.35％）であれば，軟らかく口の中で溶けていく感じで砕けるので使用できます。またソフト寒天はお湯で溶けて，ゼラチンに近い性質をもちますのでより利用しやすい寒天です。

　ゼリーにするのが家庭では手間がかかる場合は，ミルクくずのようにとろみ調整剤を利用します。とろみ調整剤はさまざまなメーカーのものがありますが，ほとんどは無味無臭で，お茶の香りも損なわずに使用できます。使い方はp.62を参考にしてください。

組合せ料理例

とろみ剤について

　嚥下困難な人に対して，液体を飲み込むときのむせを少なくするために，現在多種のとろみ調整食品が市販されています。開発が進んでいるためどのメーカーのとろみ剤でも有用ですが，その扱い方には以下の注意が必要です。

　誤嚥を予防するためには，①飲み込みやすい濃度に加えて，②べたつきが少ないこと，③とろみが均一でだまや離水が少ないことが大切となります。さらに④個人の飲み込みの能力に応じたとろみの程度の設定が不可欠です。

　とろみ調整食品は，一般的にポタージュ状（このほかトンカツソース状の表記もある），ヨーグルト状（このほかはちみつ状，シロップ状の表記あり），ジャム状（マヨネーズ状，ペースト状等の表記あり）など3レベル程度の濃度の指示があるので，それを参考に飲み込みやすい濃度にすることが必要です。また，加え方によってだまができる場合があります。とろみ剤を少しずつ加えていくと，液に濃度がついてきて，後から加えたとろみ剤が溶けきらずにだまになってしまいます。だまをつくらないためには，一度に入れてよくかき回すことが必要です。また，混ぜて直ちにとろみがつくのではなく，少し遅れてとろみがつきます。したがって，濃度の様子を見ながらつぎ足していくことができないのは少し不便です。お茶や，みそ汁に加えるのは，毎日のことなので，初めは様子を見ながら加え，量を決めた後は，とろみ剤は一気に入れて混ぜて，だまをつくらないようにしましょう。もう少しとろみを加えたい場合は，濃度の高いとろみ液を別につくって，それを混ぜるようにすると便利です。写真にはポタージュ状とヨーグルト状の様子を示しました。

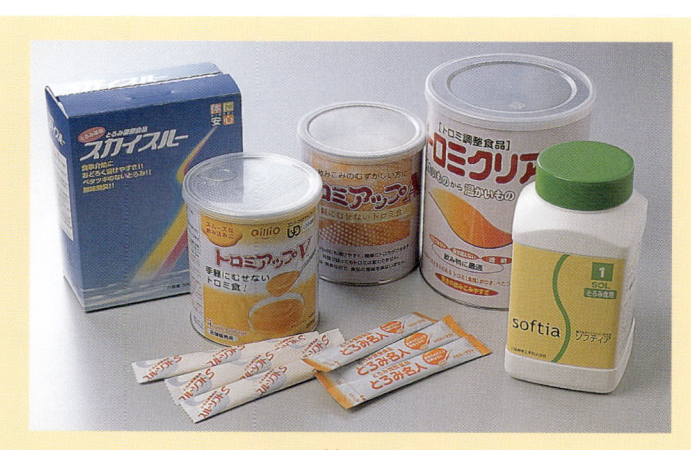

とろみ剤のいろいろ

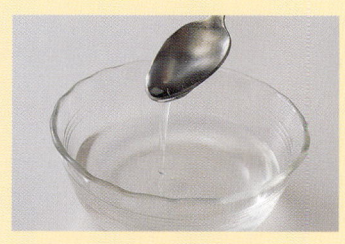

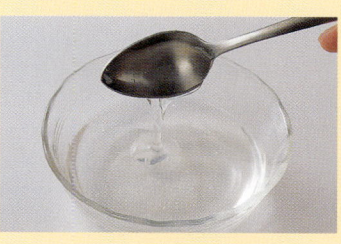

ポタージュ状　　　ヨーグルト状　　　だまのできた状態

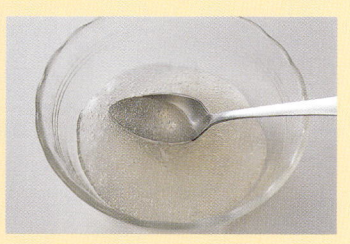

褥瘡

褥瘡の医学 …… 64
医師：金子英司（東京医科歯科大学）

栄養食事療法 …… 69
管理栄養士：大谷幸子（東京大学医学部附属病院）

食事計画｜献立例 …… 76
管理栄養士：大谷幸子（東京大学医学部附属病院）

組合せ料理例 …… 88
管理栄養士：大谷幸子（東京大学医学部附属病院）

褥瘡の医学

I. 褥瘡の概要

❶ 褥瘡はどのような病気か

　褥瘡とは，寝たきりの高齢者などで持続的な力（圧迫，ずり応力などの外力）が背中などに加わることによって血流が障害されるために，その部分の体の組織が局所的に傷んで死んでしまう（壊死・壊疽）ことによって生じる皮膚の圧迫性潰瘍のことで，「とこずれ」とも呼ばれます。入院療養者の約4％，在宅療養者の約7％に生じるといわれます。重症化すると皮膚や皮下組織のみならず，筋や骨組織まで壊疽が及ぶことがあります。

1．好発部位

　骨のあたる部分では外から圧迫されると組織に圧がかかりやすく褥瘡になりやすいため，褥瘡の好発部位は，仙骨部，肩甲骨部，大転子部，腸骨稜，下肢の外果（くるぶし）・踵（かかと）などです。

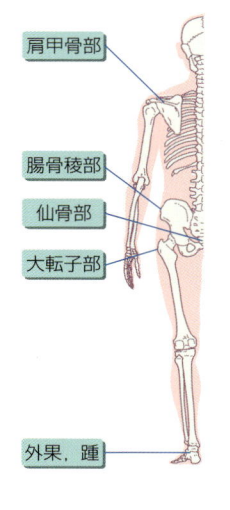

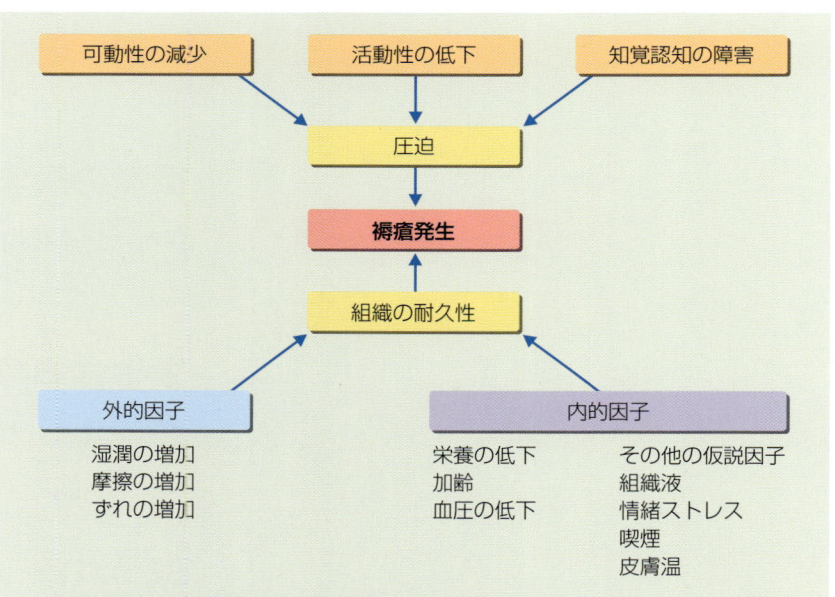

　骨折や脳梗塞による麻痺などによる可動性の減少や，うつや疼痛に伴う活動性の低下，脳梗塞に伴う知覚障害や認知症などにより，体の動きが制限されたり，痛みに気づかなかったりするため，皮膚の持続的な圧迫が起こり，組織の虚血を誘発します。一方，外的因子としては尿や便の失禁などにより，局所が汚染し湿潤になるほか，座位の姿勢や枕の当て方が不適切だと摩擦やずれが生じて組織を障害します。これと同時に加齢・低栄養・血圧低下などの内的因子も組織の耐久性を低下させ，褥瘡を生じます。

図1　圧迫と組織の耐久性に注目した褥瘡の概念図
　　　真田弘美：褥瘡発生の予測―リスクアセスメント，看護技術42, pp.13〜18, 1996 改変

2．成因・危険因子

褥瘡ができやすくなる条件としては，皮膚の局所にかかわるものと全身性のものがあります（図1）。

❷ 褥瘡の分類と予防

1．分類

いろいろな分類がありますが，代表的なものとしてはSheaの分類，厚生労働省の褥瘡予防・治療ガイドライン（図2）やNPUAP（米国褥瘡諮問委員会）の分類（表1）があります。グレードやステージの低い軽症例では，圧迫の解除などで軽快が期待できますが，グレードやステージが上がるにつれて難治性になり，局所および全身的な治療を要するようになります。

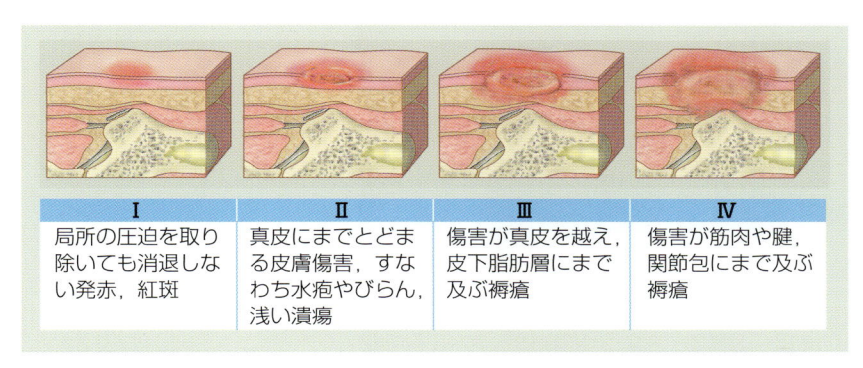

Ⅰ	Ⅱ	Ⅲ	Ⅳ
局所の圧迫を取り除いても消退しない発赤，紅斑	真皮にまでとどまる皮膚傷害，すなわち水疱やびらん，浅い潰瘍	傷害が真皮を越え，皮下脂肪層にまで及ぶ褥瘡	傷害が筋肉や腱，関節包にまで及ぶ褥瘡

図2　深達度（深さ）による分類
　　厚生省老人保健福祉局老人保健課監修：褥瘡予防・治療ガイドライン（照林社）1998

表1　NPUAP（米国褥瘡諮問委員会）の分類（改変引用）

深部組織傷害の疑い	圧迫あるいはずれにより生じた，欠損のない紫あるいは栗色の退色した無傷な皮膚の局所部位，または軟部組織の傷害を覆う血液のつまった疱疹。この部位の組織は，その前兆として周囲の組織と比べて痛みがあったり，硬かったり，かゆのように柔らかかったり，沼のようであったり，温かかったり，あるいは冷たかったりする。
Stage Ⅰ	通常は骨の突出部に限局する，白くならない赤い無傷の皮膚。
Stage Ⅱ	脱落組織（かさぶた）を伴わない，赤ピンク色の創傷底を伴う浅い開放性潰瘍をもつ真皮の厚さの部分的欠失。無傷あるいは破れて開放した漿液を満たした疱疹を認める場合もある。
Stage Ⅲ	全層にわたる組織の欠損。皮下脂肪が見える場合もあるが，骨・腱・筋肉は露出していない。脱落組織を認める場合もあるが，組織欠損を覆い隠すことはない。皮下の穴やトンネル形成を伴うことがある。
Stage Ⅳ	全層にわたり組織が欠損し，骨・腱または筋肉が露出する。脱落組織または厚い痂皮を創傷底の一部に認める場合があり，しばしば皮下の穴やトンネルを伴う。
分類不能	全層にわたり組織が欠損し，潰瘍底が脱落組織（黄色，黄褐色，灰色，緑あるいは褐色）で覆われたり，創傷底が厚い痂皮（黄褐色，褐色，黒色）で覆われていたりするもの。

Pressure Ulcer Stages Revised by NPUAP. Copyright NPUAP 2007

2. 予 防

　褥瘡は一度できると難治性になりやすいので，予防が最も大切です。予防のポイントとしては，リスクの高い人を重点的に観察し，1時間ごとに体の向きを変えたり（体位変換），補助用具を用いたりして体圧を分散すること，スキンケア，排便・排尿のコントロールをすること，栄養状態の改善などがあげられます。

　褥瘡発生の予測スケールとしては，ブレーデンスケール（表2）が用いられます。リスクの高い症例では，個々のリスクを減らすように努力し，褥瘡ができていないか，皮膚の状態に注意をします。

表2　褥瘡発生の予測スケール（ブレーデンスケールより改変引用）

知覚	1. 全く知覚なし	2. 重度の制限	3. 軽度の制限	4. 障害なし
浸潤	1. 常に湿潤	2. とても湿潤	3. 時々湿潤	4. めったに湿潤でない
活動性	1. 床上のみ	2. 座位のみ	3. 時々歩行	4. 頻繁に歩行
可動性	1. まったくなし	2. 非常に限られる	3. やや制限あり	4. 制限なし
栄養状態	1. とても不良	2. たぶん不適切	3. 適切	4. 非常に適切
摩擦とずれ	1. 問題あり	2. 潜在的に問題あり	3. 明らかな問題なし	

19〜23：リスクなし　　15〜18：軽度のリスク　　13〜14：中等度のリスク
10〜12：高度のリスク　　6〜9：非常に高度のリスク

Braden BJ, Maklebust J. Preventing pressure ulcers with the Braden scale. American Journal of Nursing. 105：70-72, 2005

II. 褥瘡の検査と診断

　DESIGN（褥瘡重症度分類用（表3），褥瘡経過評価用）は，日本褥瘡学会学術委員会によってわが国の褥瘡の判定に適したツールとして作成されました。創部を深さ（D），浸出液（E），サイズ（S），炎症／感染（I），肉芽組織（G），壊死組織（N），ポケット（P）の7項目で評価します。褥瘡重症度評価用は，大文字と小文字で表記し，大文字表記は重症度が高いことを表します。褥瘡経過評価用では，さらにそれぞれの項目に細かい得点をつけて評価し，総点（0〜28点）を算出して，高い点数ほど褥瘡の状態が悪いことを示します。

　感染に関しては，褥瘡部の細菌や真菌の培養を行い，発熱などの全身症状のある場合には血液培養も行って，起因菌と抗生物質・抗真菌薬に対する感受性を調べます。

表3 DESIGN（褥瘡重症度分類用）

				カルテ番号（　　　） 患者氏名（　　　　　　　）	日時	/	/	/	/	/	/
Depth 深さ（創内の一番深いところで評価する）											
	d	真皮までの損傷	D	皮下組織から深部							
Exudate 浸出液（ドレッシング交換の回数）											
	e	1日1回以下	E	1日2回以上							
Size 大きさ［長径（cm）×短径（cm）］											
	s	100未満	S	100以上							
Inflammation/Infection 炎症／感染											
	i	局所の感染徴候なし	I	局所の感染徴候あり							
Granulation 肉芽組織（良性肉芽の割合）											
	g	50％以上（真皮までの損傷時も含む）	G	50％未満							
Necrotic tissue 壊死組織（壊死組織の有無）											
	n	なし	N	あり							
Pocket ポケット（ポケットの有無）											
			−P	あり							
部位［仙骨部，座骨部，大転子部，踵骨部，その他（　　　　　）］											

日本褥瘡学会，2002

III. 褥瘡の治療

❶ 基本方針

　褥瘡の治療は原因を除去することから始まります。ですから，介護や看護のスタッフの協力も得ながら，皮膚にかかる外力を取り除き，感染を助長する失禁などをコントロールすることが大切です。次に褥瘡ができる引き金となった基礎疾患の医学的な治療を行います。これらが十分に管理されたうえではじめて局所の治療を始めることになります。栄養状態の改善も重要で，高齢者や長期療養で低栄養状態の場合には栄養アセスメントを行い，栄養法を工夫して十分な栄養補給を行います。

❷ Moist wound healing と消毒

　治療は湿潤な環境下で治癒促進をする（moist wound healing）という方針で褥瘡部が乾燥しないようにします。以前は褥瘡部位の感染をコントロールするために頻繁に消毒が行われましたが，最近は消毒をせずに褥瘡部とその周囲をきれいに洗浄することが多くなりました。消毒剤は細菌を死滅させるのみではなく，健常肉芽が増生して傷が治るために必要な線維芽細胞なども殺してしまうため，消毒によりかえって傷の治りが悪くなると考えられるからです。傷周囲が腫れて赤くなっていたり（腫脹，発赤），膿（うみ）がでたり悪臭があったりするような場合には，イソジンなどで消毒をする場合もありますが，多量の水で洗い流す方がよいと考えられています。一般に褥瘡

の洗浄に使用する水は滅菌水や生理食塩水を用いなくても水道水で十分であると考えられています。

❸ 日本褥瘡学会の褥瘡局所治療ガイドライン

　日本褥瘡学会の褥瘡局所治療ガイドラインでは，DESIGNで評価した大文字の項目を小文字にする治療法が中心になっています。まず褥瘡の重症度でd（浅い褥瘡）とD（深い褥瘡）に分け，褥瘡の治癒過程に沿ってN（壊死組織）を取り除き（デブリドマン），G（肉芽組織）の増生を助けて，S（サイズ）の縮小をはかるようにして表皮化を図ります。また，I（感染），E（浸出液），P（ポケット）はどの時期にも問題となるので，抗生物質・抗真菌薬の投与やポケット部の切開などの必要な対処をします。治療法は外用薬，ドレッシング剤，外科的治療，物理療法，洗浄・消毒に分類されています。

❹ 局所の具体的治療法

　具体的には，急性期には浅い潰瘍が生じるので創傷被覆剤（ハイドロコロイドドレッシング材）や，油性軟膏をガーゼにのばして貼布して経過をみます。

　深い褥瘡は，慢性の経過をとりますから，創面の色調による褥瘡分類に従って治療します。

　黒色壊死組織におおわれた黒色期から炎症を伴い浸出液の多い黄色期では，壊死組織の除去（デブリドマン）と感染のコントロールを行います。皮下にポケットがあれば切開を行います。また，たんぱく質分解酵素製剤（ブロメライン軟膏）も用いられます。

　肉芽組織が増生する赤色期から新生上皮におおわれる白色期では，肉芽形成および表皮化促進作用をもつ外用剤（フィブラストスプレー，プロスタンディン軟膏，オルセノン軟膏，アクトシン軟膏）や創傷被覆材を用います。

　日本ではあまり使われませんが，このほかに物理療法として電気刺激，水治療，光線療法，陰圧治療法，高圧酸素療法などを行う場合もあります。

❺ チーム医療

　褥瘡は全身状態が不良で，介護や看護，栄養管理が十分でないと生じやすく，一方，褥瘡があると感染などによりさらに全身状態を悪化させることになります。この悪循環により，生活の質（quality of life：QOL）や予後を悪化させることになるので，医師，看護・介護スタッフ，管理栄養士などが協力して，褥瘡の予防と治療にあたることが大切です。

栄養食事療法

Ⅰ. 栄養食事療法の考え方

❶ 褥瘡と高齢と栄養の関わり

褥瘡の発症とその予後を左右するのは，皮膚への直接的な原因ばかりでなく，多彩で全身的あるいは社会的な要因があり，低栄養もその重要な要因の1つとされます。特に，「低アルブミン血症[*1]による浮腫や皮膚弾力性の低下，低ヘモグロビン血症による皮膚組織の耐久性低下が褥瘡発症と，予後を大きく左右する。」[*2]といわれ，低栄養は褥瘡発生の重要なリスクファクターであり，褥瘡発生を予防するためには適切な栄養食事療法を行うことが大切です。

❷ 高齢者の生理的変化と低栄養

高齢者の生理的変化の特徴は，以下のような点があります。
① 歯周病から健全な歯の喪失により咀嚼・嚥下機能が低下しやすい。
② 味蕾の減少によって味覚の感受性が低下する[*3]。
③ 唾液腺の萎縮によって唾液分泌の減少が起こる。
④ 消化管粘膜の萎縮から各消化酵素の分泌量が低下する。
⑤ 筋肉量の減少によって基礎代謝量が低下する。

これらは総じて食欲低下を招くことになり，さらに運動能力や家族環境，経済状態，生活環境，精神的ストレスなどのさまざまな要因が加わって食欲不振が進み，さらなる低栄養へと陥る危険性が高くなります。

❸ 褥瘡の栄養食事療法の目的と考え方

褥瘡の栄養食事療法で最も重要なことは，良好な栄養状態を保ち，褥瘡をつくらないように予防することです。また，発生した褥瘡は，できるだけ早期の治癒を目指します。このため，高齢者は低栄養に陥りやすいことを念頭に，日ごろから適切な栄養評価を実施し，個々に見合った栄養量や食形態[*4]の工夫で栄養状態の維持に努めることが必要です。食事摂取量の低下が続くようであれば，ほかの栄養法[*5]との併用も検討します。食事にこだわるあまり，逆に創傷治癒が長引かないようにしなければなりません。

これらの栄養食事療法の施行にあたっては，多くの医療スタッフと協働で行います。

*1 血中のアルブミン濃度が低下した状態で，成因としては産生の低下と喪失増加があり，代表的な症状としては浮腫がある。

*2 宮地良樹：褥瘡はなぜできる，宮地良樹，真田弘美編著：よくわかって役に立つ新褥瘡のすべて（永井書店），pp.1-9，2006

*3 加齢とともに味を感ずる能力が約30％低下するといわれ，特に塩味には鈍感になり，濃い味を好むようになる。

*4 食事の形や状態。流動食から分かゆ食を経て常食までの各食事中の食物の大きさやかたさなどを指す。

*5 ここでは経口摂取以外の方法として，経管栄養，静脈栄養などを指す。

Ⅱ. 栄養基準（栄養補給）

❶ エネルギー必要量

　エネルギー必要量は，基礎代謝量に身体活動レベルを乗じて算出し，さらに褥瘡による異化亢進の必要量としてストレス係数を乗じます。基礎代謝量は機器などを使って測定するのが望ましいのですが，不可能な場合にはハリス・ベネディクトの式などから求めます。

　　ハリス・ベネディクト（Harris-Benedict）の式
　　　基礎エネルギー消費量(BEE)×活動係数×ストレス係数
　　BEE の算出
　　　　男性：$66.47 + 13.75 \times 体重 kg + 5.00 \times 身長 cm - 6.76 \times 年齢$
　　　　女性：$655.1 + 9.56 \times 体重 kg + 1.85 \times 身長 cm - 4.68 \times 年齢$

　褥瘡症例の活動係数は通常 1.2，ストレス係数は栄養管理の時期，浸出液の量，感染の程度，併存疾患などによって異なるとされ，表 4 に褥瘡症例のストレス係数を示します。

　そのほか，図 3 に示すアルゴリズムなどから，褥瘡の程度によって体重あたりで必要エネルギー量を算出する方法があります。

❷ たんぱく質の必要量

　体重あたりのたんぱく質必要量は，総エネルギー量の 15 〜 20 ％とします。また，DESIGN [*6] の Depth が 3 未満では 1 日に標準体重（IBW）1 kg あたり 1.25 〜 1.5 g/kg/日以上，4 以上では 1.5 〜 2.0 g/kg/日まで増やして経過をみる方法もあります。ただし，からだの予備能が低下しがちな高齢者では，腎疾患の有無に十分注意を払う必要があります。

❸ 脂質の必要量

　脂肪は脂溶性ビタミンやカロテノイドの吸収を助ける作用があり，なかでも n-6 系多価不飽和脂肪酸と n-3 系多価不飽和脂肪酸は必須脂肪酸[*7]として必要不可欠です。脂肪の必要量はエネルギー比率で 70 歳以上は 15 ％以上 25 ％未満とします。

❹ ビタミン，微量元素の必要量

　ビタミンや微量元素の必要量は，「日本人の食事摂取基準」を目安とします。しかし，これは健常な一般の高齢者が対象ですから，対象者の個々の生理的状態あるいは病態を考慮して決め，経過観察をしながら再評価します。

[*6] 6 つの評価項目からなる褥瘡の判定ツール。各項目の英語名の頭文字をとって命名されたもの。利点は褥瘡の重症度と治癒過程が点数化されて分かりやすいことで，点数の少ない方が改善傾向を示す。p. 66 参照。

[*7] 体内では合成できず，食事や経腸栄養，静脈栄養などで摂取する必要のある脂肪酸。

表4 褥瘡症例のストレス係数

ストレス係数	栄養管理の時期，褥瘡の状態，全身状態など
1.0	褥瘡は治癒，栄養状態も改善
1.1	褥瘡の明らかな縮小，栄養状態に改善傾向
1.2	褥瘡に対する栄養管理の開始時
1.3	局所に明らかな感染，ドレッシング[*8]1日2回以上
1.4	感染の全身症状（熱発）あり，ドレッシング1日2回以上
1.5以上	前項に加えて肺炎などの消耗性疾患[*9]あり

大村健二：褥瘡，小越章平監修：栄養療法ミニマムエッセンシャル，（南江堂）p.181, 2006

[*8] 清潔な材質で創部を覆いカバーすること。褥瘡では特に，瘡部の湿潤した環境を保持することが重要で，種々の科学的ドレッシング材が開発されている。

[*9] がんや慢性感染性疾患のように，全身の強い消耗を伴う慢性疾患のこと。

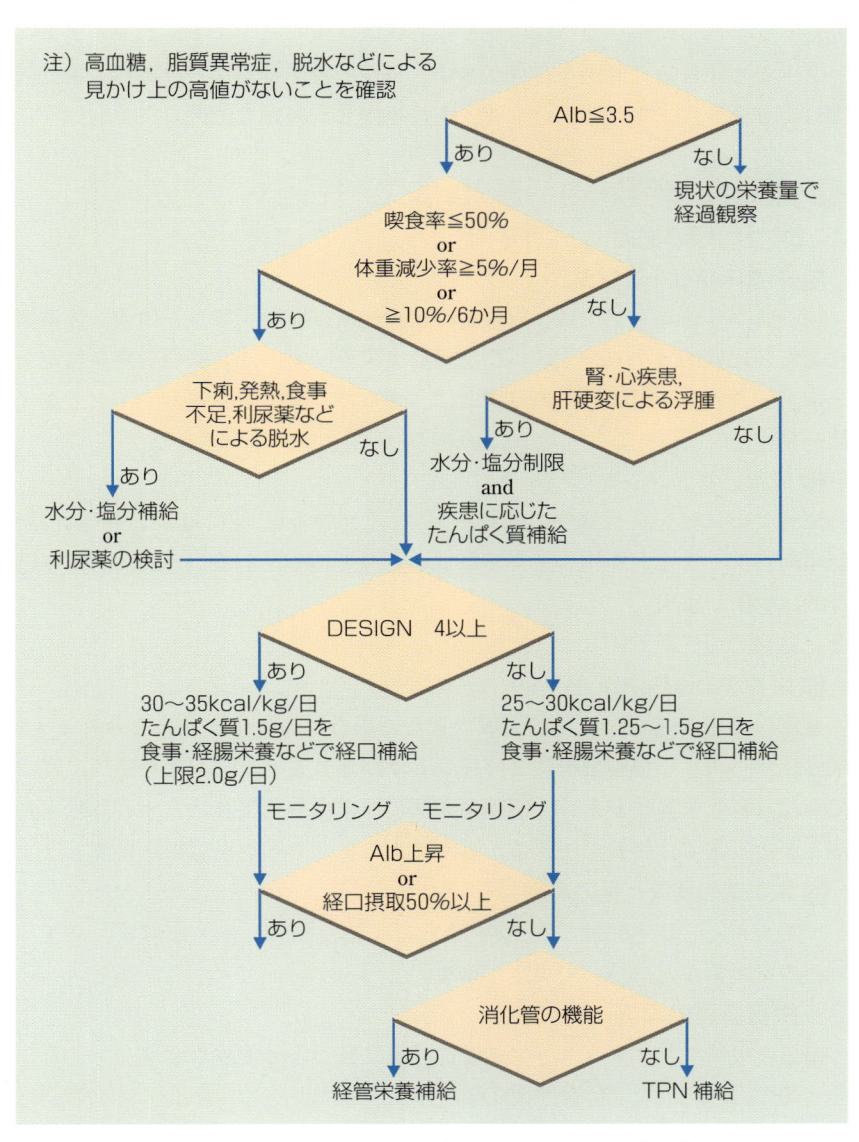

図3　栄養状態改善（エネルギー，たんぱく質）に関するケアアルゴリズム　足立香代子：栄養士の視点からみた栄養管理，栄養評価と治療23（2），（メディカルレビュー社）p.55, 2006

Ⅲ. 栄養食事療法の進め方

❶ 栄養食事療法の進め方

栄養食事療法は，①栄養状態の把握，②栄養法の適応決定，③栄養素の組成と量の決定，④栄養管理の実施，⑤治療効果の判定，の5つの項目からなり，医師をはじめ管理栄養士，看護師，薬剤師，理学療法士[*10]などがともにかかわります。ほかの職種から積極的に情報を収集し，回診や局所ケアに同行して，自ら観察した身体所見や栄養摂取状況などをふまえた栄養アセスメントから栄養管理計画を作成します。机上で考えるだけでは決して栄養管理はできません。先ずはベッドサイドに出向き，経過を把握します。

*10 身体に障害がある人に対して運動療法や温熱治療・低周波治療・電気刺激などの物理療法を行い，リハビリテーションの指導やアドバイスを行う職種。

❷ 栄養食事療法の手順とポイント

1．栄養状態の把握

❶ 栄養スクリーニング

栄養スクリーニングでは，対象者の自覚症状，病歴，身長，体重，体重変化などの比較的入手しやすい指標を用いて栄養障害のリスクの有無を特定します。栄養障害の可能性がある場合は，さらに詳細な栄養アセスメントを実施します。

❷ 栄養アセスメント

栄養アセスメントは病歴，栄養歴[*11]，理学的所見[*12]のほか，身体計測，臨床検査データなどを用いて栄養状態の程度と褥瘡の程度（DESIGN）を総合的に判断します。

*11 過去の栄養摂取状況の変遷。栄養歴の把握は，栄養障害の原因が摂食機能障害か，消化吸収障害か，または代謝障害かを見極める点で重要である。

2．栄養ケアプラン

❶ 栄養法の適応決定

通常の食事で必要栄養量が摂取できない場合に栄養法が適応となります。栄養法は，大きく経腸栄養法と静脈栄養法があります。経腸栄養法には経口投与法と経管栄養法があり，静脈栄養法には末梢静脈栄養法と中心静脈栄養法とがあります。腸管が使えるか否かによってどちらかを選択します。

❷ 栄養素の組成と量の決定

エネルギー，炭水化物（糖質），たんぱく質，脂質，水・電解質，ビタミン，微量元素などについて決定します。

*12 視診，聴診，打診，触診などから観察して得られる考えや意見のこと。

3．栄養管理の実施

適正な栄養アセスメントと栄養管理計画に基づいて実施します。

4．モニタリング（治療効果の判定）

栄養食事療法の実施中は，適切な指標を用いて定期的に栄養アセスメントを継続します。スケジュールどおりに栄養状態が改善されているかを判定し，

期待したように栄養改善が進んでいなければ栄養管理計画を見直します。

IV. 食事計画（献立）の立て方

❶ 献立作成のポイント

主食，主菜，副菜，副々菜に汁物や果実の組合せを基本とし，必要栄養量を満たすことが条件です。加えて以下の点を考慮します。①咀嚼・嚥下障害などの特性を把握したものであること；食べやすく飲み込みやすいもの，味覚の変化に注意する，②嗜好に合った食材や料理であること，③季節感や行事・郷土色を取り入れ変化に富むこと，④おやつや栄養補助食品なども利用する，⑤衛生への配慮が行き届くこと，⑥手順がスムーズで，つくり置きもできる料理を組合せる，⑦食事そのものを楽しめるものとする，などです。

経口摂取で特に留意したいのは，内容と分量です。1〜2週間以上透明な流動食あるいは三分かゆ食や五分かゆ食などが続く場合には，必要エネルギーはもちろんですが，必須脂肪酸，ビタミン，微量元素なども欠乏しやすいので献立の見直しが必要です。また，食べ残しのチェックによる確認と見直しなど献立への反映が重要です。

❷ 褥瘡治癒で特に考慮すべき栄養素

1．エネルギー

褥瘡の治癒が活発なときに，十分量のエネルギーがなければ筋肉が分解されエネルギー源として動員されてしまいます。このような異化亢進の状態ではたんぱく質の合成が抑制されて創傷治癒が進まないので，不足しない十分量の摂取が必要です。エネルギー源のうちでも，糖質は褥瘡治癒に重要な免疫系細胞[*13]の栄養源となります。

2．たんぱく質

たんぱく質は，肉芽組織[*14]のコラーゲン合成に不可欠で，特に体内で合成することができない必須アミノ酸の摂取を多くすることが必要です。また，褥瘡創面からの浸出液が多ければ，喪失される分を補わなければなりません。このようにたんぱく質の必要量が高い場合には，一般食品だけでの補給が困難となるので，市販の特殊栄養食品や経腸栄養剤などを利用します。全量摂取ができないときは，野菜や汁物を減じ少量で高たんぱくな食品を増加するなどの工夫をします。

3．ビタミン

ビタミンCは，コラーゲン[*15]合成時の補因子として肉芽形成に必須ですが，体内に貯蔵されず尿中にすぐ排出されるので，毎日摂取する必要があり

*13 病原性生物からの感染を防ぐために備わった生体の機構は，細胞・臓器・組織の各レベルが複雑で精緻な相互の連携を保って成り立っている。

*14 障害部の組織が修復されるときにつくられる，細胞増殖の活発な新生組織のこと。

*15 皮膚や靭帯，腱，骨，軟骨などを構成するたんぱく質の1つ。

ます。また、褥瘡が大きいほどビタミンCの需要は増しますが、このような病態時では逆にビタミンCを多く含む生野菜や果実の摂取も難しくなりがちです。食品で補いきれない場合はサプリメント*16などの活用も効果的です。ビタミンB_1, B_6, B_{12}, 葉酸はたんぱく質合成に必要となり、ビタミンAは皮膚粘膜を健康に保ち、ビタミンB_6, ビタミンE, ビタミンDには免疫力を高める効果があります。

4. 微量元素

亜鉛や銅は、肉芽組織のコラーゲン合成時に必須のミネラルで、不足すると創傷治癒が遅延します。特に亜鉛はさまざまな酵素の成分として体内に広く分布しており、褥瘡の関連だけでも創傷治癒、免疫能、皮膚の保湿などに関与しています。カルシウムも亜鉛と同様にコラーゲン形成時に必要です。鉄はヘモグロビンとして組織に酸素を運搬し、エネルギー代謝と肉芽形成に必要です。微量元素やビタミンを多く含む食品を表5に示します。

*16 バランスのとれた食生活が困難な場合に、不足しがちな栄養素の補給や健康の維持・増進のために用いられるもの。ビタミン、ミネラル、ハーブなどを配合したものや生薬、酵素、ダイエット食品などさまざまな種類がある。

V. 栄養教育

❶ 食生活指導のポイント

高齢者にとっての食事摂取は、単なる栄養補給の手段ではなく、人生の目的としても重要な意味があります。以下は食生活指導にあたっての留意すべき点です。

① 生理的な老化現象や高齢者の特性を理解し、個人差を考慮する。
② 五感（味覚・嗅覚・視覚・聴覚・触覚）の刺激で食欲を高めさせる。
③ 身体状況に応じた調理の工夫をする。
④ 食事回数を減らさないよう一定リズムの食事時間とする。
⑤ 本人のペースでゆっくりと、多少手足が不自由でも自分で食べさせる。

❷ 家族と介護者向けの栄養教育

褥瘡ケアには高齢者を取り巻く家族や介護者の支援が不可欠です。日常的に表6や表7に示した点などを心得、栄養不良とならないよう予防に努めることが重要です。

表5 褥瘡治癒に効果的なビタミン・微量元素を多く含む食品（数値：100g中含有量）

ビタミンC		ビタミンB$_6$		葉酸		ビタミンE		鉄		亜鉛	
食品名	mg	食品名	mg	食品名	μg	食品名	mg	食品名	mg	食品名	mg
ブロッコリー	120	ひまわりの種	1.18	だいず（乾）	230	ひまわり油	38.7	ごま（いり）	9.9	ピュアココア	7.0
なばな	130	かつお	0.76	豚・肝臓	810	綿実油	28.3	だいず（乾）	9.4	カシューナッツ（フライ）	5.4
めキャベツ	160	まぐろ・赤身	0.85	牛・肝臓	1,000	アーモンド（フライ）	29.4	豚・肝臓	13.0	ごま（いり）	5.9
かぶ・葉	82	むろあじ	0.57	ほうれんそう	210	ヘーゼルナッツ（フライ）	17.8	鶏・肝臓	9.0	かき（貝）	13.2
甘がき	70	牛・肝臓	0.89	ブロッコリー	210	あんこう・きも	13.8	ほしひじき	55.0	豚・肝臓	6.9
ビタミンB$_1$		ビタミンB$_{12}$		ビタミンA		ビタミンD		銅			
食品名	mg	食品名	μg	食品名	μgRE	食品名	μg	食品名	mg		
うなぎ・蒲焼き	0.75	しじみ	62.4	うなぎ	2,400	あんこう・きも	110	カシューナッツ（フライ）	1.89		
だいず（乾）	0.83	あさり	52.4	あんこう・きも	8,300	べにざけ	33	ごま（いり）	1.68		
豚・ヒレ	0.98	あんこう・きも	39.1	うなぎ・蒲焼き	1,500	にしん	22	だいず（乾）	0.98		
豚・もも	0.90	すじこ	53.9	鶏・肝臓	14,000	かじき	38	湯葉（干し）	1.60		
ボンレスハム	0.90	牛・肝臓	52.8	豚・肝臓	13,000	きくらげ（乾）	435	かき（貝）	0.89		

五訂増補日本食品標準成分表より

表6 高齢者のための食生活指針

1. 低栄養に気をつけよう
   ●体重低下は黄信号
2. 調理の工夫で多様な食生活を
   ●何でも食べよう，だが食べ過ぎには気をつけて
3. 副食から食べよう
   ●年をとったらおかずが大切
4. 食生活をリズムに乗せよう
   ●食事はゆっくり，欠かさずに
5. よく体を動かそう
   ●空腹感は最高の味付け
6. 食生活の知恵を身につけよう
   ●食生活の知恵は若さと健康づくりの羅針盤
7. おいしく，楽しく，食事をとろう
   ●豊かな心が育む健やかな高齢期

厚生省策定：「高齢者のための食生活指針」，1990（平成2年）

表7 高齢者のための食事ケアのポイント

①高齢者には，敬意をもって接し，人としての尊厳を大切にして，敬語を使うようにする。
②ゆっくりと自立を助け，時間をかけて自分で食べられるように介助する。
③視野が狭くなっている場合もあるので，食器の位置に注意する。
④間違った判断をしやすくなっているので，食べられない飾りものなどに注意する。
⑤誤嚥しにくい姿勢を保ち，食べやすいように介助する位置に注意する。
⑥はじめから食材を刻んだり，とろみをつけたりせず，もとの盛りつけを見せてから，食べやすい形態にする．
⑦メニューの一品ずつの味を大切にする。
⑧食前・食後には，口腔ケアをする。

食事計画 ｜ 献立例 1　　　　　1,700 kcal

豊富に微量元素を含み，嚥下食への対応も自在に

朝

献立	1人分材料・分量（目安量）	作り方
ごはん（主食）	ごはん 160 g	
じゃがいもとたまねぎのみそ汁（汁）	じゃがいも 30 g たまねぎ 10 g 万能ねぎ 3 g みそ 6 g だし汁 80 g	① じゃがいも，たまねぎは皮をむき，厚さ 5 mm 程度のいちょうに切る。万能ねぎは小口切りにする。 ② だし汁に①を入れて煮る。（汁は少なめ） ③ 軟らかくなったら，みそを入れて火を止める。 ④ 汁椀に入れて万能ねぎを散らす。
ますの甘塩焼き（主菜）	ます 30 g 　塩 0.2 g オクラ 8 g（2本） くるみつくだ煮 10 g	① ますに薄く塩を振り，フライパンで蒸し焼きにする。 ② オクラはゆでる。 ③ 皿に①を盛り付け，②とくるみつくだ煮を添える。
なめたけおろし（副菜）	だいこん 60 g なめたけ 15 g	① だいこんは皮をむいて，おろす。 ② ①の上になめたけ（味付）をのせる。
ブルーベリーヨーグルト（デザート）	プレーンヨーグルト 100 g ブルーベリージャム 15 g レモン汁 4 g	① プレーンタイプのヨーグルトを器に盛る。 ② ブルーベリージャムをレモン汁でのばし①にかける。

昼

献立	1人分材料・分量（目安量）	作り方
うなぎ入りたまご丼（主食）	ごはん 150 g うなぎ蒲焼き 40 g 卵 50 g（中1個） 長ねぎ 30 g 根みつば 8 g だし汁 80 g しょうゆ 8 g みりん 10 g	① うなぎの蒲焼きは 2 cm 角程度に切る。 ② 長ねぎは斜め薄切りにする。 ③ みつばは 2〜3 cm に切る。 ④ だし汁にしょうゆ，みりんを合わせ，味を調えておく。 ⑤ 浅い鍋にねぎを敷き，①を並べ，④を注いで火にかける。 ⑥ 卵を割りほぐし，鍋に回し入れて素早くふたをする。 ⑦ 卵が半熟となったら火を止め，みつばを散らす。 ⑧ ⑦をごはんの上にのせる。
豆腐の清し汁（汁）	絹ごし豆腐 50 g かいわれだいこん 3 g だし汁 100 g 塩 0.6 g しょうゆ 1 g ゆず 1 g	① 豆腐は 1.5 cm 位のさいの目に切る。 ② だし汁にしょうゆ，塩を入れ，味を調える。（だし汁は少なめ） ③ ②に①を入れ煮立ったら火を止め，かいわれだいこんを散らす。 ④ 汁椀に入れ，最後にゆずをあしらう。
もずく酢（副菜）	もずく（生）50 g きゅうり 20 g しょうが 1 g 酢 10 g しょうゆ 3 g 砂糖 2 g	① もずくはたたいて短く切り，熱湯中にさっとくぐらせてざるに上げ，流水で洗って水をきる。 ② きゅうりは薄く輪切りにし，塩を振り，しんなりしたら水洗いして水気を軽くしぼる。 ③ しょうがは皮をむいてせん切りにする。 ④ きゅうりともずくを混ぜ，合わせた調味料を注ぐ。 ⑤ ③のしょうがを天盛りにする。
メロン（デザート）	メロン 70 g（中1/6個）	嚥下対策：よく熟したものを選ぶ。

褥瘡

	献立	1人分材料・分量（目安量）	作り方
夕	かきごはん 主食	米 50 g かき 50 g ぎんなん 5 g みつば 10 g 昆布だし汁 70 g 酒 5 g うすくちしょうゆ 3 g 塩 0.5 g 紅しょうが 3 g	①米は研いでざるに上げておく。 ②かきはきれいに洗っておく。 ③ぎんなんは薄切り，みつばはゆでて1cm程度に切る。 ④鍋にだし汁，酒を沸かし，かきを入れひと煮立ちさせる。 ⑤かきに火が通ったら取り出して，煮汁はこす。 ⑥①の米を⑤の煮汁，うすくちしょうゆ，塩を加えて炊く。 ⑦炊き上がったらぎんなんと⑤のかきを加えて蒸らし，紅しょうがを添える。
	まぐろ山かけ 主菜	まぐろ（赤身・刺し身）70 g しょうゆ 3 g 練りわさび 5 g やまといも 50 g 焼きのり 0.2 g	①やまといもは皮をむき，おろし金でおろしたあと，すり鉢でさらによくする。 ②まぐろは薄くそぎ切りし，わさび，しょうゆをからませる。 ③器に②を盛り，すりおろしたやまといもをかけ，わさびと細かく切ったのりをのせる。 嚥下対策：まぐろはたたいて細かくする。 　　　　のりはのどに張りつきやすいので除く。
	ほうれんそうとにんじんのごま和え 副菜	ほうれんそう 50 g にんじん 10 g 砂糖 1 g しょうゆ 4 g だし汁 5 g ごま 8 g	①ほうれんそうは熱湯でゆで，水に取り，しぼって3cm程に切る。 ②にんじんは短冊に切り，ゆでる。 ③ごまはいってからすり鉢でよくすり，砂糖，しょうゆ，だし汁を入れてさらによくする。 ④③に①②を入れて和える。
	キウイとみかん デザート	キウイ 40 g みかん 20 g	①皮をむいたキウイとみかんを適宜切る。 ②①を彩りよく皿に盛り合わせる。

	献立	1人分材料・分量（目安量）	作り方
間食	栄養補助食品 いちごミルク	ブイクレスα 125 g（1本） いちご 100 g 砂糖 3 g 練乳 15 g	①いちごは洗ってへたを取り，たて半分に切る。 ②①をボウルに入れ，砂糖を振りかけ軽くまぶしておく。 ③②を器に盛り，練乳をかける。

1日の栄養量

	E(kcal)	P(g)	F(g)	食塩(g)
朝	534	17.9	13.3	1.8
昼	565	24.5	15.7	3.3
夕	493	31.8	7.5	3.4
間食	175	2.8	1.3	0.1
計	1,767	77.0	37.8	8.6

P：F：C　P 17.4　F 19.3　C 63.3　％

食事バランスガイド

「つ」(SV)　主食 1 2 3 4 5 6 7
副菜 1 2 3 4 5
主菜 1 2 3 4 5
牛乳・乳製品 2 1　果物 1 2

「つ」(SV)とはサービング（食事の提供量の単位）の略

食事計画献立例1

食事計画｜献立例 1　　1,700 kcal

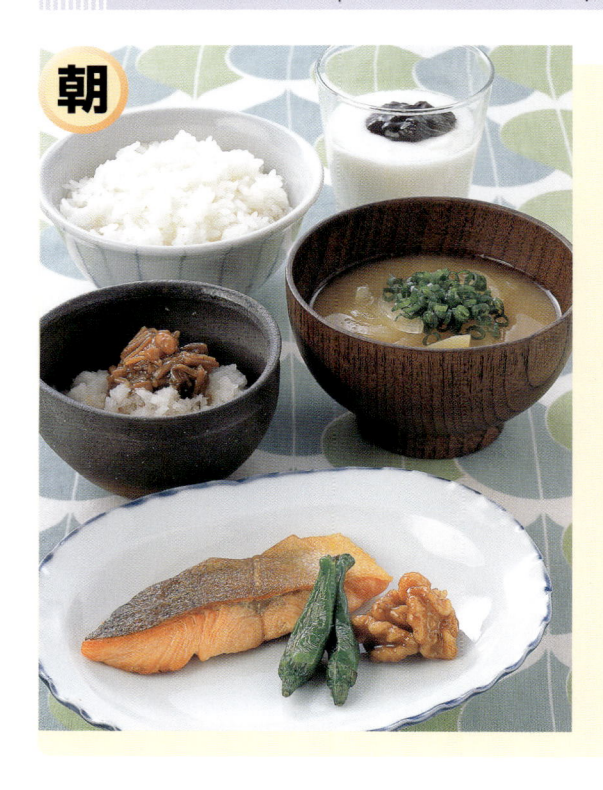

朝

●シンプルな朝食で，まずは食べる意欲を引き出します

- 主食　ごはん
- 汁　じゃがいもとたまねぎのみそ汁
  - variation　あさりのスープ
- 主菜　ますの甘塩焼き
  - variation　トマト入りスクランブルエッグ
- 副菜　なめたけおろし
  - variation　ごま豆腐　p.93
- デザート　ブルーベリーヨーグルト
  - variation　バナナ

	E(kcal)	P(g)	F(g)	食塩(g)
ごはん	269	4.0	0.5	0.0
じゃがいもとたまねぎのみそ汁	40	1.5	0.5	0.8
ますの甘塩焼き	118	7.9	9.2	0.2
なめたけおろし	17	0.8	0.1	0.6
ブルーベリーヨーグルト	90	3.7	3.1	0.1

昼

●高齢者にも人気のうなぎは，ビタミンAが豊富です

- 主食　うなぎ入りたまご丼
  - variation　とろとろオムライス　p.88
- 汁　豆腐の清し汁
  - variation　なめこ汁
- 副菜　もずく酢
  - variation　なすの揚げ煮　p.93
- デザート　メロン

	E(kcal)	P(g)	F(g)	食塩(g)
うなぎ入りたまご丼	486	20.3	14.0	2.3
豆腐の清し汁	32	2.9	1.5	0.8
もずく酢	17	0.6	0.1	0.5
メロン	29	0.8	0.1	0.0

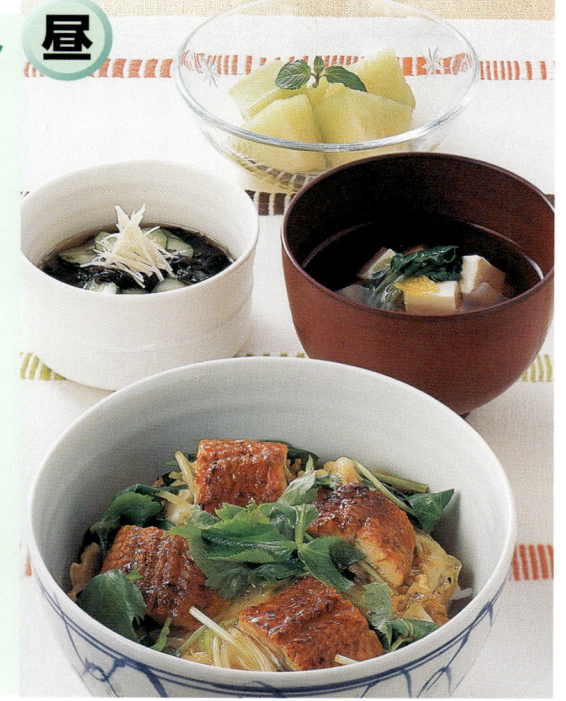

褥瘡

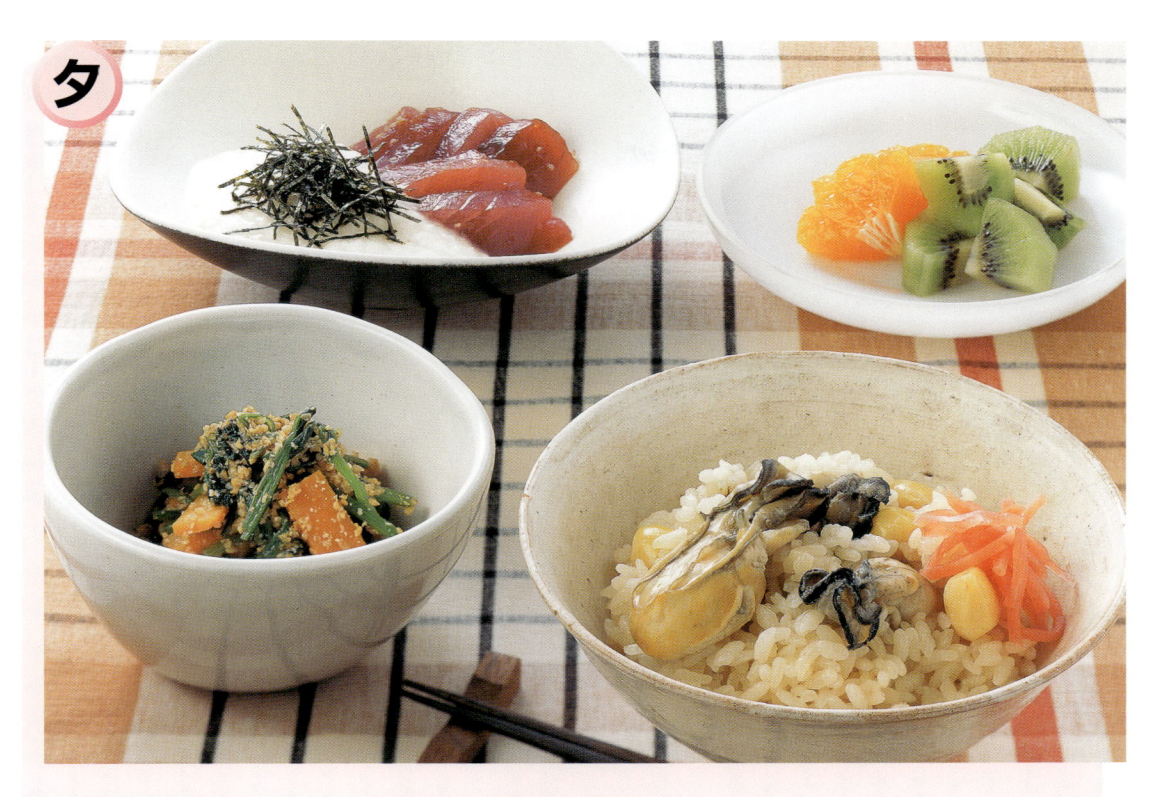

夕

● かきは"海のミルク"，亜鉛も豊富で褥瘡の治療には強い味方です

主食	かきごはん *variation* うな重
主菜	まぐろ山かけ *variation* 和風煮込みハンバーグ *p.90*
副菜	ほうれんそうとにんじんのごま和え *variation* しゅんぎくの白和え *p.93*
デザート	キウイとみかん

	E(kcal)	P(g)	F(g)	食塩(g)
かきごはん	229	6.9	1.3	2.0
まぐろ山かけ	165	21.2	1.6	0.8
ほうれんそうとにんじんのごま和え	68	3.1	4.6	0.6
キウイとみかん	30	0.5	0.1	0.0

間食

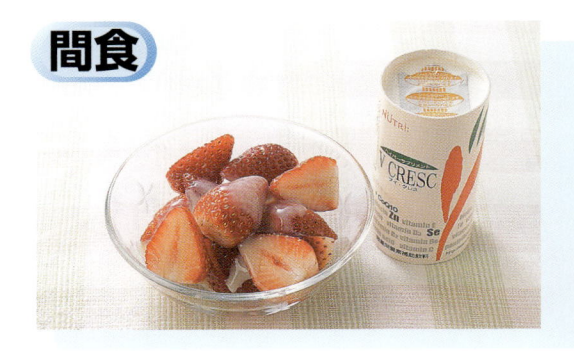

● 食事で不足の栄養素は果物，間食，栄養補助食品から

間食	栄養補給食品 いちごミルク

	E(kcal)	P(g)	F(g)	食塩(g)
栄養補給食品	80	0.7	0.0	0.0
いちごミルク	95	2.1	1.3	0.1

食事計画 ｜ 献立例 2 ｜ 1,700 kcal

多種類の食品を使っても，見た目にあっさりとした印象です

朝

献立	1人分材料・分量（目安量）	作り方
ごはん **主食**	ごはん 160 g	
わかめと キャベツの みそ汁 **汁**	塩蔵わかめ 3 g キャベツ 40 g みそ 12 g だし汁 150 g	① わかめは塩を洗い，水に漬けて戻し一口大に切る。 ② キャベツは芯を除いて，色紙切りにする。 ③ 鍋にだし汁を煮立て，キャベツを加えてさっと煮，わかめを加えて軽く煮る。 ④ みそを溶き入れ，煮立ちはじめたら火を止める。
温泉かれいの あぶり **主菜**	温泉かれい 30 g	① 温泉かれいはさっとあぶる程度に焼く。
ほうれんそう と竹輪の さっと煮 **副菜**	ほうれんそう 100 g 竹輪 30 g だし汁 50 g しょうゆ 5 g みりん 5 g	① ほうれんそうは洗って水気をきり，3～4 cm長さに切る。 ② 竹輪は斜め切りにする。 ③ 平らな鍋にだし汁と調味料を煮立て，ほうれんそうと竹輪を入れる。 ④ 2～3分煮立てる。
しば漬 **副菜**	しば漬（きざみ） 15 g	① 市販のしば漬を食べやすいようにきざむ。

昼

献立	1人分材料・分量（目安量）	作り方
小田巻き蒸し **主食**	うどん（ゆで） 120 g なると 10 g 根みつば 5 g 卵 40 g だし汁 180 g しょうゆ 4 g	① 卵を溶きほぐし，だし汁としょうゆを加えて混ぜる。 ② うどんはざるに入れ，熱湯をかけてほぐす。 ③ 丼にうどんを入れ，なるとの薄切りと3 cmの長さに切ったみつばをのせる。 ④ ③に溶き卵を注ぐ。 ⑤ 蒸し器に湯を入れ，火にかける。 ⑥ 蒸気が上がったら④を入れ，ふきんとふたをして強火で1分，その後弱火で13分蒸す。 ⑦ 竹串で中心部を刺し，透明な汁が出れば仕上がり。
牛肉の しょうゆ焼き **主菜**	牛肉（もも，薄切り） 60 g しょうゆ 5 g 酒 8 g すだち 5 g	① 牛肉は食べやすい大きさに切り，しょうゆと酒をからめておく。 ② オーブントースターの受け皿にクッキングシートを敷く。 ③ ②に①の牛肉を置き，輪切りのすだちをのせて色づくまで焼く。
なすと アスパラの ピーナッツ 和え **副菜**	なす 40 g アスパラガス 30 g ピーナッツバター 7 g 砂糖 4 g しょうゆ 3 g だし汁 5 g	① アスパラガスは熱湯でゆで，斜めに切る。 ② なすは縦半分に切り，熱湯でゆで，ざるに取って冷まし，斜めに切る。 ③ 砂糖としょうゆを混ぜ，だし汁でのばしたピーナッツバターと①②を和える。
すいか **デザート**	すいか 150 g	① 食べやすい大きさに適宜切る。

褥瘡

褥瘡

献立	1人分材料・分量（目安量）	作り方
夕 ごはん（主食）	ごはん 160 g	
かじきのフライ風（主菜）	かじきまぐろ 60 g 塩 1 g　こしょう（少々） 卵 10 g 小麦粉 5 g パン粉 6 g 大豆油 7 g クレソン 5 g レモン 5 g ミニトマト 15 g	①かじきまぐろの切り身は半分に切る。 ②かじきまぐろに塩、こしょうを振り、小麦粉、溶き卵、パン粉をつけて軽く押さえる。 ③オーブントースターの受け皿に②のかじきまぐろをのせ、油を回しかける。 ④かるくきつね色になるまで約5分程焼く。 ⑤器に盛り、クレソンとくし型のレモン、プチトマトを添える。
ゆばの煮もの（副菜）	生ゆば 70 g 昆布だし汁 100 g うすくちしょうゆ 4 g みりん 3 g ゆず（適宜）	①ゆばは2cm程の幅に切る。 ②鍋にだし汁と調味料を入れ、煮立ったらゆばを入れ、弱火で2分程煮る。 ③椀に②を煮汁ごと盛り、ゆず皮のせん切りをあしらう。
ゆりねの梅肉和え（副菜）	ゆりね 40 g 梅肉 4 g a｛みりん 3 g／しょうゆ 0.5 g／水 5 g｝	①ゆりねは1枚ずつそっとはがして洗う。 ②洗ったゆりねは煮崩れしないようにゆで、ざるに広げて粗熱を取っておく。 ③梅肉にaを加えて混ぜ、なめらかにする。 ④②のゆりねを③で和える。
きゅうりのからし漬（副菜）	きゅうり 50 g a｛塩 0.3 g／砂糖 1 g／粉からし（適宜）｝	①きゅうりはすりこぎなどでたたいて割れ目を入れ、両端を切り落とす。 ②aを混ぜてきゅうりにすり込み、バットに並べてきゅうりの半分まで水を注ぐ。 ③②に同じ大きさのバットをのせて輪ゴムをきつくかけ、重し代わりとする。そのまま3時間〜半日漬けておく。 ④③を洗って適宜切り、盛り付ける。

献立	1人分材料・分量（目安量）	作り方
間食 グレープフルーツゼリー	グレープフルーツしぼり汁 100 g 砂糖 6 g 粉ゼラチン 2 g	①グレープフルーツは半分に切り身を取り出す（皮は器に使用）。 ②皮をカップにして水を入れ、容量を計る。 ③身をしぼって果汁の容量を計り、皮のカップに足りなければ水を足す。 ④③を鍋に入れ、ゼラチンを振り入れて加熱し、溶けたら砂糖を加え溶かし火を止める。 ⑤④を冷まして皮のカップに流し入れ、冷蔵庫で冷やし固める。 ⑥固まったら縦に切り、半分を1人分とする。

1日の栄養量

	E(kcal)	P(g)	F(g)	食塩(g)
朝	418	19.6	3.5	3.7
昼	465	27.1	15.1	2.8
夕	716	38.3	19.8	2.8
間食	70	2.4	0.1	0.0
計	1,669	87.4	38.5	9.3

P：F：C　P 21.0　F 20.8　C 58.3　%

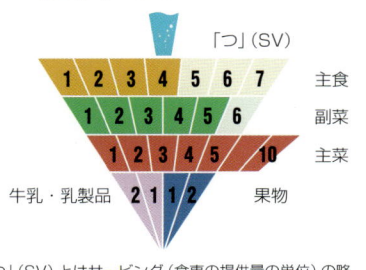

食事バランスガイド

「つ」(SV)
- 主食：1 2 3 4 5 6 7
- 副菜：1 2 3 4 5 6
- 主菜：1 2 3 4 5
- 牛乳・乳製品：2　果物：1 2

「つ」(SV) とはサービング（食事の提供量の単位）の略

食事計画献立例2

食事計画 | 献立例 2　　1,700 kcal

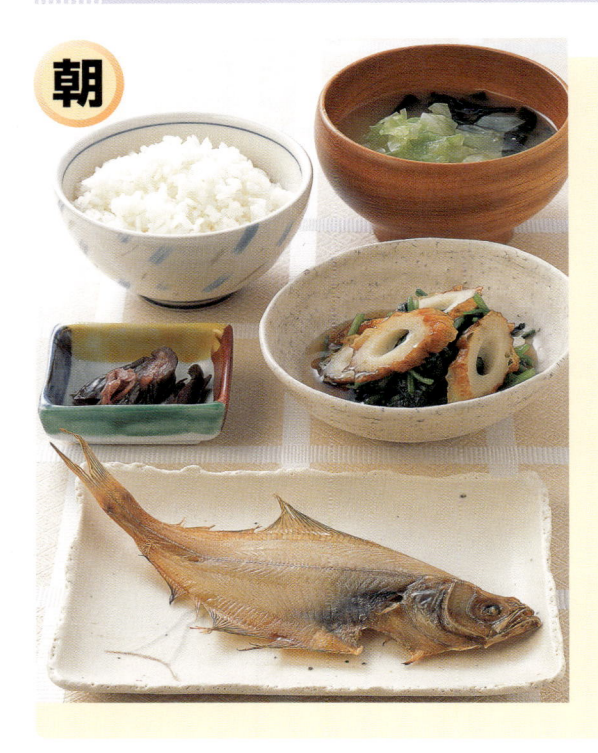

朝

●なじみ深い和食でリラックスした気持ちに

- 主食　ごはん
- 汁　わかめとキャベツのみそ汁
  - variation　たまねぎと油揚げのみそ汁
- 主菜　温泉かれいのあぶり
  - variation　生干しふぐの焼き魚
- 副菜　ほうれんそうと竹輪のさっと煮
  - variation　しゅんぎくとえのきたけのお浸し
- 副菜　しば漬

	E(kcal)	P(g)	F(g)	食塩(g)
ごはん	269	4.0	0.5	0.0
わかめとキャベツのみそ汁	37	2.8	1.0	1.7
温泉かれいのあぶり	35	6.1	1.0	0.3
ほうれんそうと竹輪のさっと煮	73	6.5	1.1	1.4
しば漬	3	0.2	0.0	0.3

昼

●ときには主食もガラリと変えて食欲増進

- 主食　小田巻き蒸し
  - variation　たまごうどん
- 主菜　牛肉のしょうゆ焼き
  - variation　あゆの甘露煮
- 副菜　なすとアスパラのピーナッツ和え
  - variation　いんげんのごま和え
- デザート　すいか

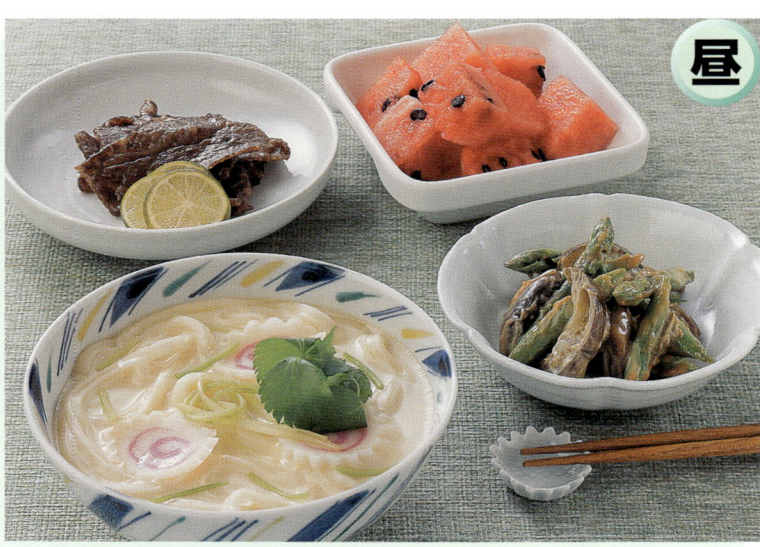

	E(kcal)	P(g)	F(g)	食塩(g)
小田巻き蒸し	204	10.1	4.8	1.5
牛肉のしょうゆ焼き	128	12.9	6.4	0.8
なすとアスパラのピーナッツ和え	78	3.3	3.7	0.5
すいか	56	0.9	0.2	0.0

褥瘡

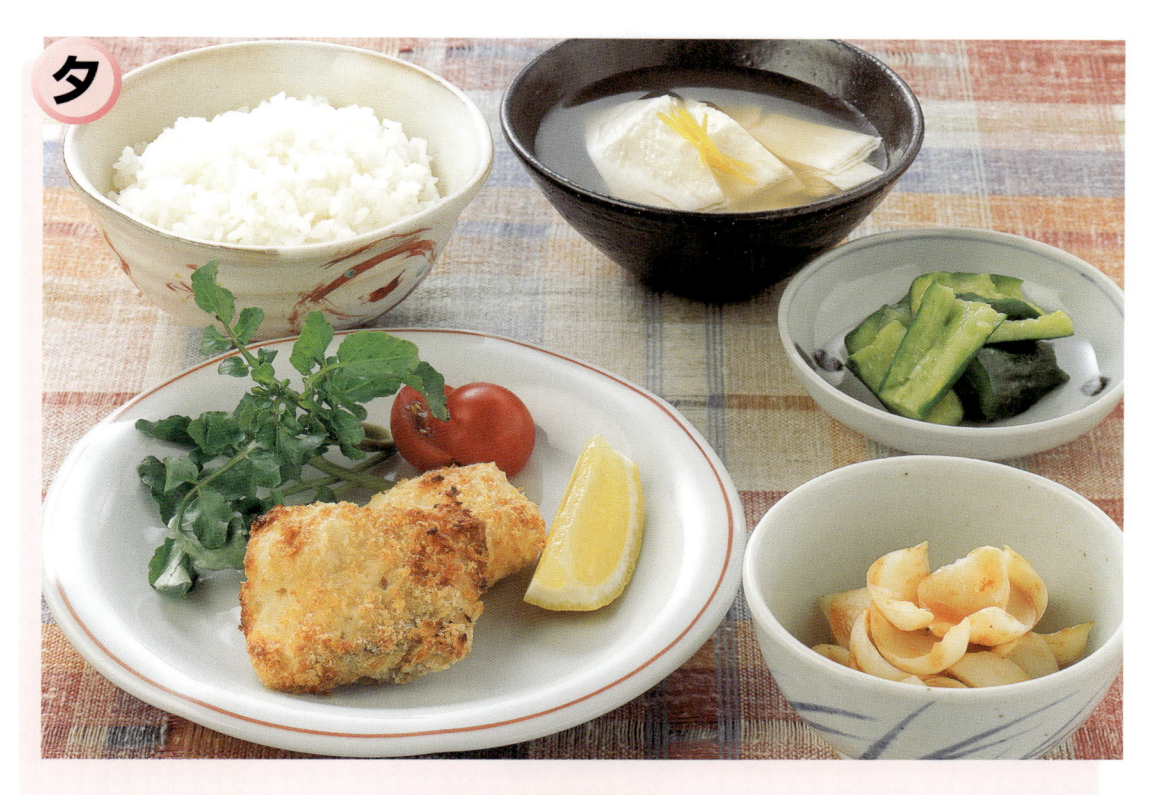

夕

● フライにはさっぱりとした副菜を組合せて

	E（kcal）	P（g）	F（g）	食塩（g）
ごはん	269	4.0	0.5	0.0
かじきのフライ風	196	16.7	9.6	1.2
ゆばの煮もの	175	15.6	9.6	0.8
ゆりねの梅肉和え	66	1.6	0.1	0.4
きゅうりのからし漬	11	0.5	0.1	0.3

主食　ごはん

主菜　かじきのフライ風
　　　　variation　豚ヒレ肉のピカタ　*p.92*

副菜　ゆばの煮もの
　　　　variation　高野豆腐としいたけの炊き合わせ

副菜　ゆりねの梅肉和え
　　　　variation　れんこんのきんぴら

副菜　きゅうりのからし漬
　　　　variation　はくさいとにんじんの切り漬

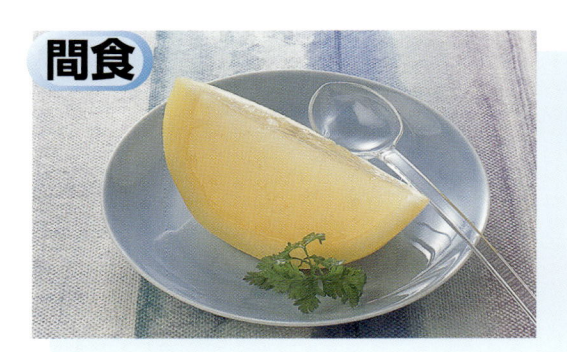

間食

間食　グレープフルーツゼリー

	E（kcal）	P（g）	F（g）	食塩（g）
グレープフルーツゼリー	7.0	2.4	0.1	0.0

食事計画献立例2

食事計画 ｜ 献立例 3 1,800 kcal

ビタミン豊富な野菜を食べなれた味付けで

朝

献立	1人分材料・分量（目安量）	作り方
薄切りトースト 主食	食パン薄切り 70 g いちごジャム 15 g	① 薄切りの食パン（10枚切り）をトーストし2枚を器に盛る。 ② ジャムを器に入れて添える。
キャベツのミモザ風 主菜	キャベツ 70 g 卵 50 g 生クリーム（植物性）3 g とうもろこし油 2 g 塩 0.5 g こしょう（少々）	① キャベツは芯を除き，横に繊維を断つように5mm程の細切りにし，塩ゆでする。 ② 溶き卵に生クリームを加え，塩（半量）・こしょうし，かき混ぜる。 ③ フライパン（テフロン加工のもの）でキャベツを炒め，残りの塩・こしょうで味付ける。 ④ ②でスクランブルエッグをつくり，③と混ぜ，盛り付ける。
トマト 副菜	トマト 120 g	① トマトは食べやすいように切り，盛り付ける。
ドリンクヨーグルト 飲み物	ドリンクヨーグルト 180 g	① 市販のドリンクタイプヨーグルトを利用する。

昼

献立	1人分材料・分量（目安量）	作り方
すきやき丼 主食	ごはん 160 g 牛肉（もも，薄切り）70 g 長ねぎ 60 g すき焼き用割り下 20 g いりごま 1 g 大豆油 3 g	① ねぎは斜め切りにする。 ② フライパンを熱して油を入れ，肉とねぎを焼く。 ③ 市販の割り下に水小さじ1を加えて②に入れ，味をからめる。 ④ ごはんに③の肉とねぎをのせ，汁もかけて最後にごまを振る。
はんぺんと絹さやの清し汁 汁	はんぺん 20 g さやえんどう 8 g ゆず 1 g だし汁 150 g うすくちしょうゆ 5 g	① はんぺんは長さ3～4cmにそろえ，厚さ1，2mmの薄切りとする。 ② さやえんどうは塩ゆでし，ざるに広げて冷ます。 ③ だし汁を沸かし，はんぺんを加えてひと煮立ちしたら，うすくちしょうゆで調味する。 ④ 椀に③を入れて，さやえんどうをのせ，ゆずをあしらう。
オクラ・みつば・みょうがの和え物 副菜	オクラ 40 g 根みつば 10 g みょうが 15 g かつお節 1 g だし汁 30 g しょうゆ 3 g みりん 3 g	① オクラは塩ゆでし，冷ましてから5mm幅の斜め切りにする。 ② みつばは洗って3cm位に切る。 ③ みょうがは2mm位の薄切りにする。 ④ ②と③はさっとゆでておく。 ⑤ だし汁，しょうゆ，みりんを鍋に入れて沸かし，冷ます。 ⑥ ①④を和えて器に盛り，⑤のつゆをかける。 ⑦ 器に盛りかつお節をあしらう。

褥瘡

献立	1人分材料・分量（目安量）	作り方
夕 ごはん **主食**	ごはん 160 g	
あさりの みそ汁 **汁**	あさり 30 g（正味） だし汁 150 g みそ 10 g 万能ねぎ 5 g	① あさりは塩水に浸し，暗いところに一晩置いて砂出しをする。 ② 鍋にだし汁を煮立て，みそを溶く。 ③ あさりはこすり合せてよく洗い，②に入れ火にかける。 ④ 口があいたら万能ねぎの小口切りを入れ，火を止める。
たいの梅みそ 焼き 菊花かぶ添え **主菜**	たい（切り身）80 g 梅酒 8 g 梅干し 3 g 西京みそ 10 g 水 5 g 菊花かぶ ┌ かぶ 30 g 　　　　　│ 塩 0.2 g 　　　　　│ 酢 5 g 　　　　　└ 砂糖 1 g	① たいはバットに入れ，梅酒を回しかけて 30 分程おき，汁気をふく。 ② 梅干しは種を除き，包丁で細かくたたく。 ③ みそと水を混ぜ，②の梅を加えてよく混ぜ合わせる。 ④ かぶは菊花に切り込みを入れ塩を振り，水分を軽くしぼって甘酢に漬ける。 ⑤ グリルの受け皿にクッキングシートを敷き，①の皮側を下にのせ，焼く。 ⑥ ⑤を返して裏も焼き③の梅みそを塗り，みそにうすく焼き色がつくまで焼く。 ⑦ 焼きあがった魚を器に盛り，菊花かぶを添える。
はくさいの 信田巻き **副菜**	はくさい 100 g にんじん 20 g 油揚げ 15 g かんぴょう 3 g だし汁 90 g みりん 3 g 塩 0.5 g しょうゆ 2 g さやいんげん 15 g	① はくさいは 1 枚ずつはがして，熱湯で 2～3 分ゆでる。 ② にんじんはせん切りにする。 ③ 油揚げは熱湯をかけて油抜きし，三辺を切り 1 枚に広げる。 ④ かんぴょうは水で戻し塩でもんで，水洗いしてからしぼる。 ⑤ はくさいを広げて油揚げをのせ，手前ににんじんを置いてきっちり巻き，かんぴょうで 2 カ所結ぶ。 ⑥ だし汁に⑤を入れ数分間煮，調味料を加えて 15 分程軟らかくなるまで煮る。 ⑦ さやいんげんはすじを取ってゆで，⑥に入れて少し煮る。 ⑧ 煮あがったはくさい巻きは 3 等分に切って器に盛り，さやいんげんを添える。
ゆで ブロッコリー **副菜**	ブロッコリー 60 g マヨネーズ 15 g	① ブロッコリーは小さく分けて熱湯でゆで，マヨネーズを添える。

献立	1人分材料・分量（目安量）	作り方
間食 みかん	みかん 120 g	

1日の栄養量

	E(kcal)	P(g)	F(g)	食塩(g)
朝	476	19.9	12.6	1.8
昼	519	24.7	12.0	2.4
夕	731	34.1	27.1	4.8
間食	54	0.8	0.1	0.0
計	1,781	79.6	51.8	9.1

P：F：C　P 17.9　F 26.2　C 56.0　%

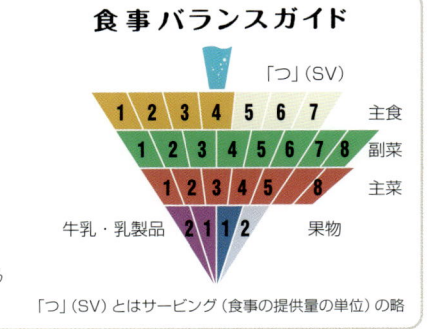

食事バランスガイド

主食　1 2 3 4 5 6 7
副菜　1 2 3 4 5 6 7 8
主菜　1 2 3 4 5 6
牛乳・乳製品 2 1　果物 1 2

「つ」(SV) とはサービング（食事の提供量の単位）の略

食事計画献立例 3

食事計画 | 献立例 3　　1,800 kcal

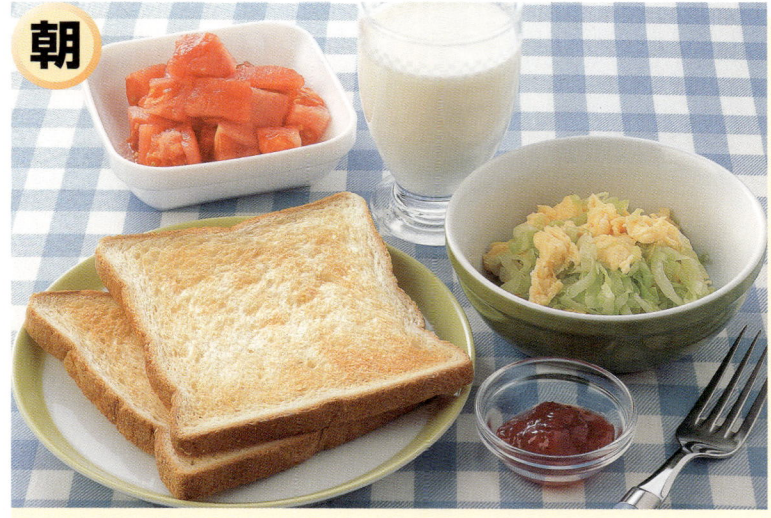

朝

● たまには，軽く焼いたトーストでも

主食	薄切りトースト
主菜	キャベツのミモザ風　*variation*　マッシュルームオムレツ
副菜	トマト　*variation*　アスパラサラダ
飲み物	ドリンクヨーグルト

	E (kcal)	P (g)	F (g)	食塩 (g)
薄切りトースト	214	6.6	3.1	0.9
キャベツのミモザ風	122	7.3	8.5	0.7
トマト	23	0.8	0.1	0.0
ドリンクヨーグルト	117	5.2	0.9	0.2

昼

● 肉もなじみの味なら食も進みます

主食	すきやき丼　*variation*　親子丼
汁	はんぺんと絹さやの清し汁　*variation*　豆腐となめこの清し汁
副菜	オクラ・みつば・みょうがの和え物　*variation*　焼きなすの含ませ

	E (kcal)	P (g)	F (g)	食塩 (g)
すきやき丼	462	19.4	11.6	0.7
はんぺんと絹さやの清し汁	28	3.0	0.2	1.3
オクラ・みつば・みょうがの和え物	30	2.3	0.2	0.5

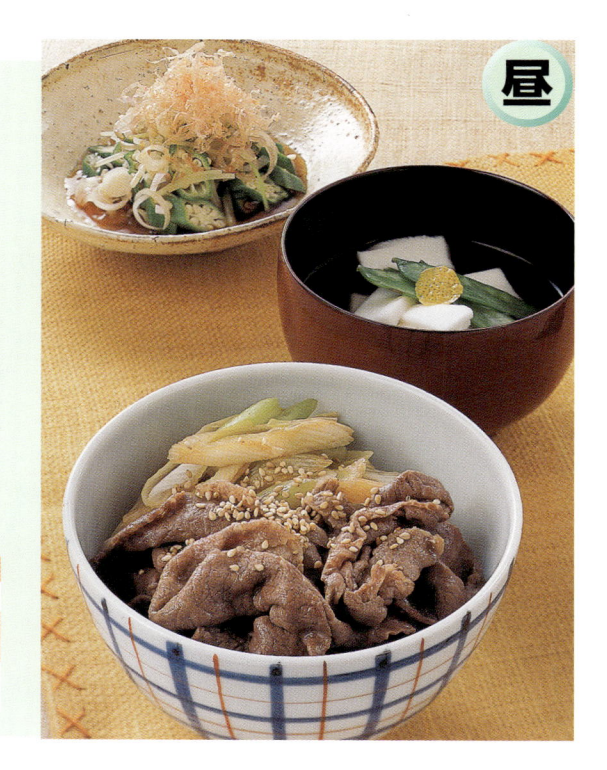

褥瘡

夕

● シンプルながら素材のもち味を生かしたメニューです

主食 ごはん

汁 あさりのみそ汁
variation かきたま汁

主菜 たいの梅みそ焼き，菊花かぶ添え
variation いわしの蒲焼き

副菜 はくさいの信田巻き
variation さといもの鶏そぼろあんかけ

副菜 ゆでブロッコリー
variation ほうれんそうのごま和え

	E(kcal)	P(g)	F(g)	食塩(g)
ごはん	269	4.0	0.5	0.0
あさりのみそ汁	34	3.9	0.9	2.1
たいの梅みそ焼き，菊花かぶ添え	201	18.6	9.0	1.6
はくさいの信田巻き	102	4.8	5.2	0.9
ゆでブロッコリー	125	2.8	11.6	0.3

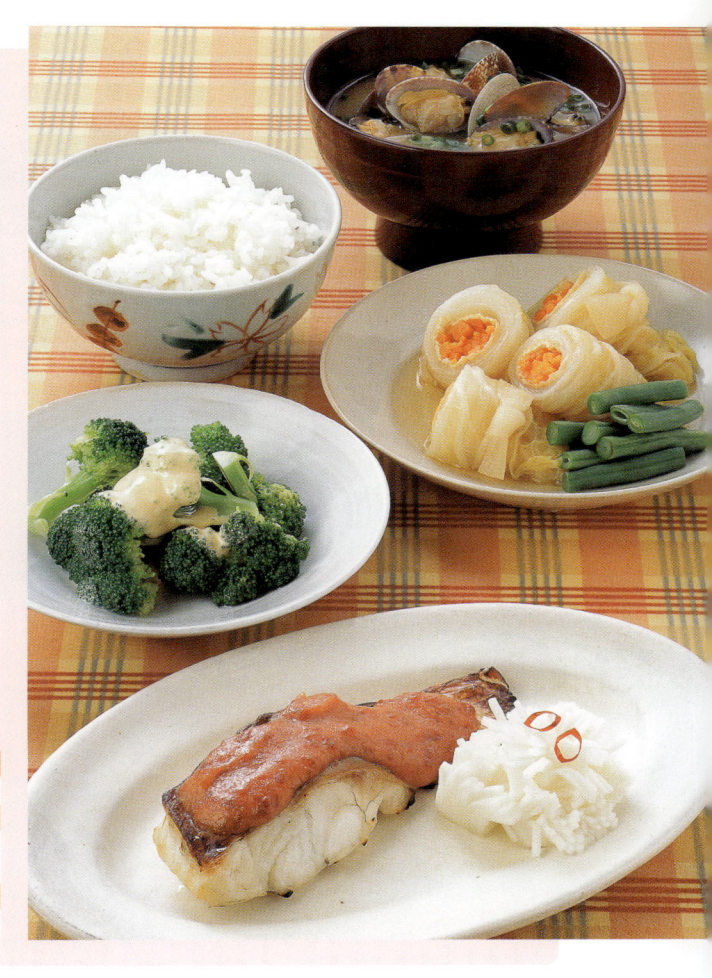

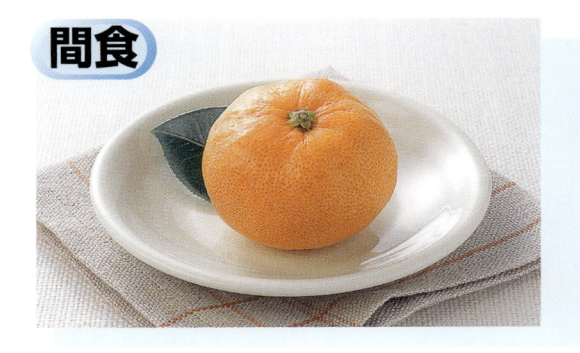

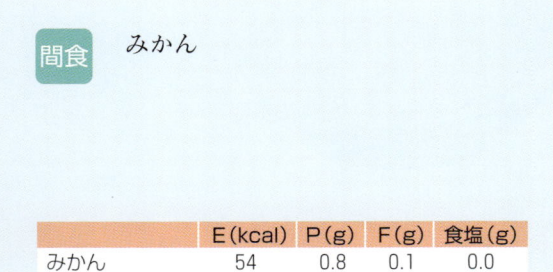

間食

間食 みかん

	E(kcal)	P(g)	F(g)	食塩(g)
みかん	54	0.8	0.1	0.0

食事計画献立例3

組合せ料理例

主食

とろとろオムライス

材料・分量（目安量）

ごはん	160 g	バター	12 g
卵	75 g（1.5個）	大豆油	4 g
たまねぎ	15 g	塩	0.3 g
ロースハム	10 g	こしょう	（少々）
ケチャップ	30 g		

作り方

① たまねぎとハムを粗みじんに切り，卵は割りほぐして軽く塩・こしょうする。
② たまねぎをバターできつね色になるまで炒め，ハムを加えてさらに炒め，ケチャップ20 gとごはんとに混ぜて塩・こしょうで調味し，皿に盛る。
③ フライパンに油を入れてよくなじませ，卵液を流し入れ箸で大きくかき混ぜながら向こう側に寄せ，フライパンをあおって回転させ，オムレツをつくる。
④ オムレツを②にのせナイフで切れ目を入れて広げ，トマトケチャップ10 gをかける。

●オムレツに切れ目を入れて内側を外に開き，通常とは逆に。

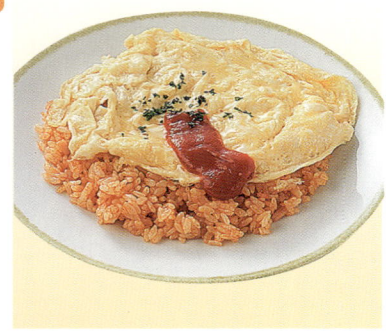

E(kcal)	P(g)	F(g)	食塩(g)
569	15.6	23.3	2.1

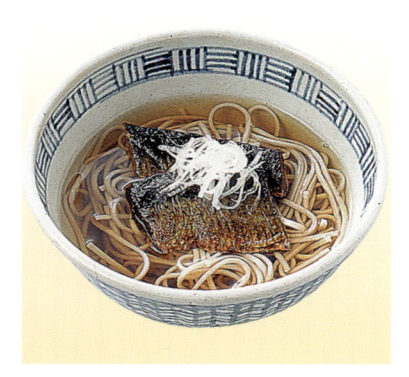

にしんそば

材料・分量（目安量）

そば（ゆで）	150 g	酒	2 g
にしん（生干し）	40 g	みりん	8 g
番茶・しょうが	各4 g	うすくちしょうゆ	10 g
しょうゆ	5 g	長ねぎ	5 g
黒砂糖	4 g	だし汁	30 g, 160 g

作り方

① にしんは半分に切り，米のとぎ汁に一晩漬けておく。
② 番茶を煮出し，にしんを入れあくを除きながら弱火で30分煮て，冷水に取り，うろこをきれいに洗う。
③ 鍋にしょうが，だし汁30 g，しょうゆ，黒砂糖，酒を煮立て②を入れあくを取り，落しぶたをして煮汁がなくなるまで煮る。
④ 鍋にみりんを煮切り，うすくちしょうゆ，だし汁160 gを入れて煮立たせる。
⑤ 器にゆでたそばを入れ，④のつゆをかけて，にしんと薄切りねぎを盛る。

●番茶で魚臭さを取り，じっくり煮込んで小骨まで軟らかく。

E(kcal)	P(g)	F(g)	食塩(g)
271	13.9	8.6	3.0

しょうがごはん

材料・分量（目安量）

ごはん	160 g	しらす干し	10 g
しょうが	2 g	いりごま	1 g

作り方

① しょうがは皮をこそげ落としごく薄切りにし，さらに細いせん切りにする。
② ①を水に通して水気をきる。
③ ごまはいってから粗刻みにする。
④ ごはんに②と③を混ぜ合わせる。
⑤ ④に湯通ししたしらす干しをかける。

●しょうがは繊維にそって切ります。

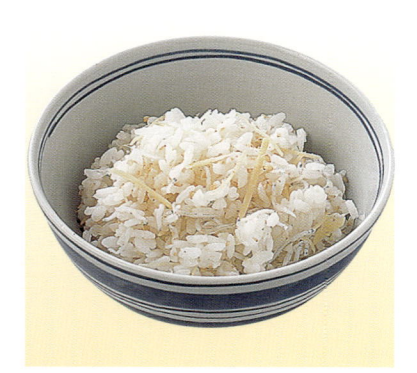

E(kcal)	P(g)	F(g)	食塩(g)
296	8.3	1.4	0.7

吉野汁

材料・分量（目安量）
だいこん	30 g	とうもろこし油	2 g	かたくり粉	1 g
にんじん	15 g	だし汁	150 g	万能ねぎ	1 g
さといも	30 g	塩	0.8 g		
木綿豆腐	40 g	しょうゆ	1 g		

作り方
① だいこん，にんじんはいちょう切りに，さといもは皮をむいて半月に切る。
② 鍋に油を熱してだいこん，にんじんを炒め，だし汁を入れ，さといもを加えて軟らかくなるまで煮る。
③ 豆腐は崩して②に入れ塩，しょうゆで調味し，同量の水で溶いたかたくり粉でとろみをつけ，万能ねぎの小口切りを加える。

● 豆腐を崩すことによって，よりとろみを付けます。

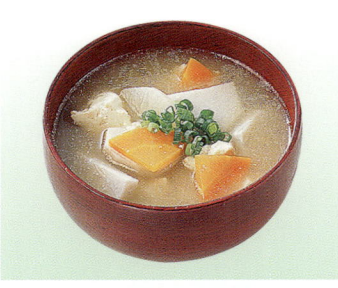

E(kcal)	P(g)	F(g)	食塩(g)
84	4.2	3.9	1.1

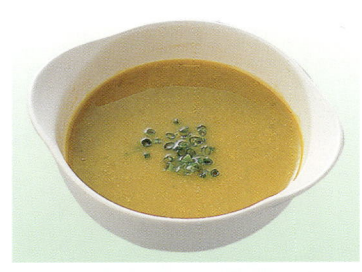

かぼちゃのスープ

材料・分量（目安量）
かぼちゃ（西洋）	80 g	牛乳	50 g	こしょう	（少々）
たまねぎ	25 g	バター	4 g	万能ねぎ	1 g
洋風だし	150 g	塩	0.7 g		

作り方
① かぼちゃは半分に切って種を取り，皮をむいて5mm程の厚さに切る。
② 鍋にバターを入れて熱し，薄切りたまねぎを焦がさないように炒める。
③ ②にかぼちゃと洋風だしを加え，かぼちゃが軟らかくなるまで煮込む。
④ ③をミキサーにかけ，こして鍋に移し，火にかける。
⑤ 沸騰してきたら牛乳を加え，再度沸騰したら塩・こしょうで味を調える。
⑥ 器に盛り，小口切りの万能ねぎを散らす。

● かぼちゃのつぶつぶがなくなるまでミキサーにかけます。

E(kcal)	P(g)	F(g)	食塩(g)
155	5.4	5.4	1.6

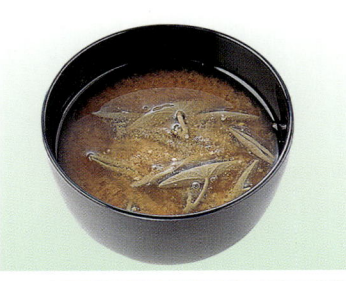

じゅんさいのみそ汁

材料・分量（目安量）
じゅんさい	20 g	赤みそ	12 g
だし汁	150 g		

作り方
① じゅんさいはさっと湯通ししておく。
② 鍋にだし汁を沸かし，赤みそを溶き入れる。
③ ②にじゅんさいを加えひと煮立ちしたら椀に注ぐ。

● じゅんさいはあまり煮立てないように。

E(kcal)	P(g)	F(g)	食塩(g)
28	2.4	0.8	1.7

なすとみょうがのみそ汁

材料・分量（目安量）
なす	60 g	だし汁	150 g
みょうが	10 g	みそ	12 g

作り方
① なすは5mm厚さの輪切りにし，水に放してあく抜きをする。
② みょうがは縦半分にしてせん切りにする。
③ だし汁を煮立ててなすを入れ，浮いてくるなすを沈めながら2～3分間煮る。
④ ③にみそを溶き入れてひと煮立ちさせ，椀に盛ってみょうがを散らす。

● なすは浮くので沈めるようにすると味がなじみやすくなります。

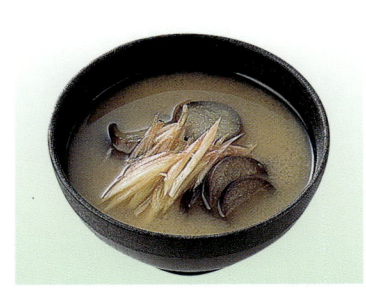

E(kcal)	P(g)	F(g)	食塩(g)
44	3.0	0.9	1.6

組合せ料理例

主菜

和風煮込みハンバーグ

材料・分量（目安量）

鶏肉（ひき肉）	60 g	こしょう	（少々）	大豆油	4 g
たまねぎ	30 g	砂糖	4 g	塩	0.3 g
卵	5 g	しょうゆ	6 g	こしょう	（少々）
食パン	15 g	酒	3 g		
塩	0.3 g	ほうれんそう	70 g		

作り方

① ひき肉にたまねぎみじん切り，卵，食パン，塩・こしょうを加えて粘りが出るまでよく混ぜ合わせ，楕円形に成形し，深皿に入れて蒸す。
② 蒸したハンバーグを，蒸し汁と砂糖・しょうゆ・酒に水を30g加えた汁で照りが出るまで煮込む。
③ ほうれんそうは軟らかめにゆで，水に取って水分をしぼり，3cm程に切る。
④ フライパンで③を油炒めにし，塩・こしょうで調味する。
⑤ 皿にハンバーグを盛り，ほうれんそうを添え，②の煮汁をかける。

● 滑らかさと照りを出すため，蒸し汁は捨てずに利用しましょう。

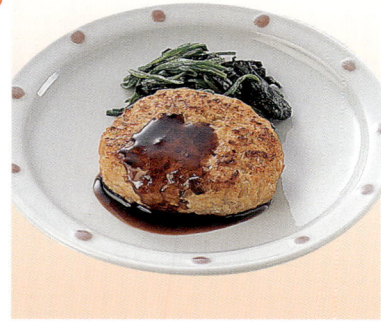

E(kcal)	P(g)	F(g)	食塩(g)
232	16.9	10.5	1.8

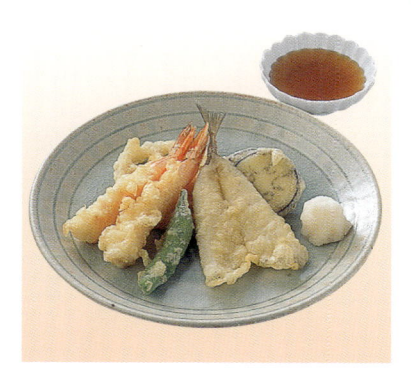

天ぷら盛り合せ

材料・分量（目安量）

大正えび	40 g	小麦粉	17 g
きす	30 g	大豆油	13 g
なす	30 g	だいこん	30 g
れんこん	15 g	天つゆ〔だし汁	20 g
ししとうがらし	5 g	うすくちしょうゆ	5 g
卵	13 g	みりん	5 g
水	40 g		

作り方

① きすは腹開き，えびは殻と背わたを取り，腹側に切り込みを入れる。
② なすとれんこんは輪切りにし，ししとうは2，3カ所揚枝で刺しておく。
③ 溶き卵と水を合わせ，小麦粉を入れてさっくり混ぜる。
④ 油を170℃に熱し，野菜から④の衣をつけて揚げ，きす，えびと揚げていく。
⑤ 器に④を盛り合わせ，だいこんおろしと天つゆを添える。

● 揚げ油に衣を1滴落として，底に沈んでからすぐ浮いてきたら適温です。

E(kcal)	P(g)	F(g)	食塩(g)
304	18.6	15.0	1.2

豚肉の鳴門巻き

材料・分量（目安量）

豚肉（もも・薄切り）	80 g	マヨネーズ	13 g
青じそ	5 g	みそ	6 g
とうもろこし油	8 g	酒	3 g

作り方

① 豚肉の薄切りをまな板に広げ，青じそをのせて手前から巻く。
② テフロン加工のフライパンを熱し油を入れ，①の巻き端を下にして入れる。
③ 中火で表面に焼き色がつくまで，転がしながら焼く。
④ マヨネーズ，みそ，酒をなめらかに混ぜ合わせソースをつくる。
⑤ こんがり焼いた肉を斜め切りにして皿に盛り，④のソースをかける。

● 火加減に気をつけ，焦がさないように。

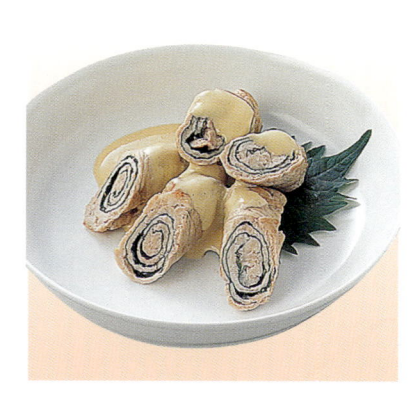

E(kcal)	P(g)	F(g)	食塩(g)
284	18.8	21.0	1.1

褥瘡

あさりの酒蒸し

材料・分量（目安量）

あさり	150 g（殻付き）(正味60 g)	酒	13 g
万能ねぎ	15 g		

作り方
① あさりは海水程の塩水に浸し，暗いところに一晩置き砂出しする。
② ①のあさりは殻の汚れをよく落とし，流水で洗って水気をきる。
③ 万能ねぎは2〜3cm長さに切る。
④ 鍋にあさりと酒を入れ，ふたをして強火にかける。時々鍋をゆすり煮立つのを待ち，口が開き始めたら万能ねぎを加えてふたをし，火を止めて30秒間置く。

●砂出しには粗塩のほうが適しています。

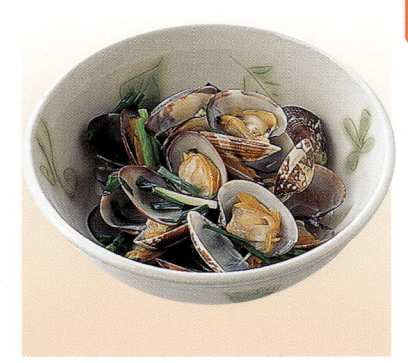

E(kcal)	P(g)	F(g)	食塩(g)
36	4.0	0.2	1.3

豆腐とたまごのいり煮

材料・分量（目安量）

絹ごし豆腐	150 g	ごま油	13 g
卵	50 g	万能ねぎ	5 g
うすくちしょうゆ	6 g		

作り方
① 豆腐は布巾に包み，両手で軽く押して水気をきる。
② 卵は割りほぐす。
③ 鍋を熱してごま油を入れ，豆腐を木じゃくしでくずしながら炒める。
④ 豆腐に平均して油がなじんだら溶き卵を入れ，うすくちしょうゆを加え，全体に手早くかき混ぜ，万能ねぎの小口切りを振る。

●卵は半熟状で素早く仕上げます。

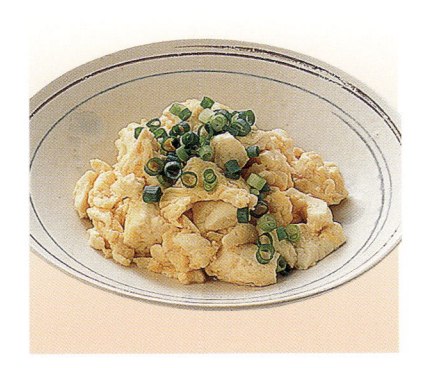

E(kcal)	P(g)	F(g)	食塩(g)
285	14.1	22.7	1.1

かつおのたたき

材料・分量（目安量）

かつお（たたき用）	100 g	青じそ	7 g
だいこん	60 g	酢	10 g
しょうが	2 g	塩	0.5 g
にんにく	1 g	うすくちしょうゆ	4 g

作り方
① 金ぐしを末広に打ったかつおを強火にかざして両面をさっと焼き，すぐ氷水に取る。引き上げて金ぐしを抜き，水気をふいて1cm厚さに切る。
② 塩，酢を合わせかつおに回しかける。手でたたいてなじませ，ラップに包んで冷蔵庫に30分以上冷やす。
③ うすくちしょうゆとだいこんおろしを混ぜ合わせる。
④ にんにくとしょうがはすりおろす。
⑤ 青じその葉でかつおを1切れずつ仕切り，だいこんおろし2盛りにおろしにんにく，おろししょうがをのせて盛る。

●かつおを青じその葉でくるみ，食べやすく，つまみやすくします。

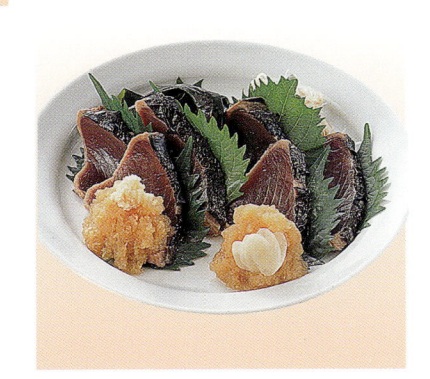

E(kcal)	P(g)	F(g)	食塩(g)
134	26.7	0.6	1.2

組合せ料理例

主菜

豚ヒレ肉のピカタ

材料・分量（目安量）

豚肉（ヒレ）	60 g	粉チーズ	7 g
塩	0.5 g	とうもろこし油	8 g
こしょう	（少々）	ほうれんそう	70 g
小麦粉	8 g	ミニトマト	30 g
卵	20 g	バター	3 g

作り方

① 豚肉は3つに切り，たたいて表・裏両面に切れ目を入れ塩・こしょうする。
② 卵を割りほぐし，粉チーズを混ぜる。
③ ①の肉全体に小麦粉を軽くつけ，②の卵液をまぶしつける。
④ フライパンに油を熱して③を入れ，中火で両面を焼いて火を通す。
⑤ ほうれんそうは短めに切ってバターで炒める。
⑥ ミニトマトは熱湯にさっと漬け，皮をむく。
⑦ 器にピカタを盛り，⑤と⑥を付け合せる。

●肉に切れ目を入れることで食べやすくなります。

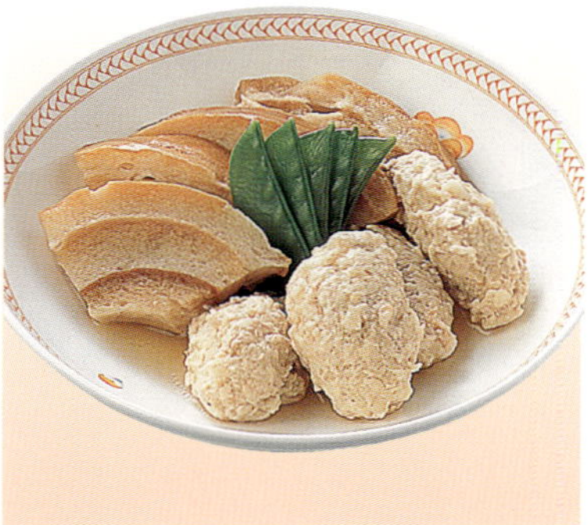

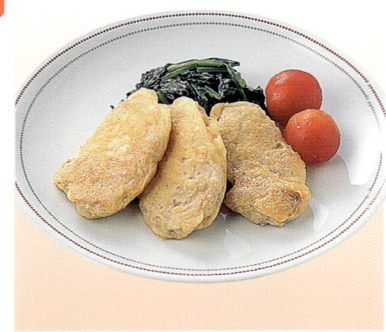

E(kcal)	P(g)	F(g)	食塩(g)
281	21.7	16.2	1.0

鶏つくねと車ふの炊き合わせ

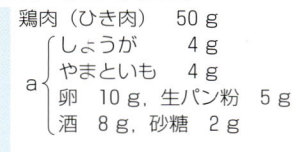

材料・分量（目安量）

鶏肉（ひき肉）	50 g	車ふ	20 g
		さやえんどう	10 g
a { しょうが	4 g	b { だし汁	150 g
やまといも	4 g	砂糖	2 g
卵 10 g，生パン粉	5 g	酒	8 g
酒 8 g，砂糖	2 g	うすくちしょうゆ	6 g

作り方

① 車ふは水に約30分漬け，両手で押さえて水気をしぼり，1枚を4つに切る。
② しょうがはみじん切り，やまといもはすりおろし，鶏肉とaを練り混ぜる。
③ さやえんどうは塩少々加えた熱湯でゆで，ざるに広げて冷ます。
④ 鍋にbを煮立て，②をスプーンで一口大ずつに落とし入れ，中火で3～4分煮て火を通したら，いったん取り出す。
⑤ あとの煮汁に車ふを入れて煮含め，④の鶏つくねを戻し，さっと煮る。
⑥ 器に煮汁ごと盛り付け，さやえんどうを添える。

●車ふは弱火で15分程煮含めます。

E(kcal)	P(g)	F(g)	食塩(g)
211	20.7	2.9	1.3

かきの中華風衣揚げ

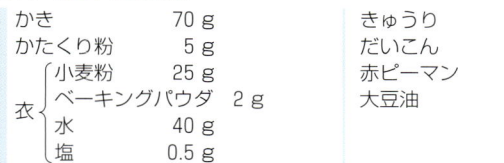

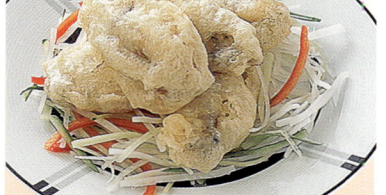

材料・分量（目安量）

かき	70 g	きゅうり	10 g
かたくり粉	5 g	だいこん	20 g
衣 { 小麦粉	25 g	赤ピーマン	7 g
ベーキングパウダ	2 g	大豆油	7 g
水	40 g		
塩	0.5 g		

作り方

① かきはボウルに入れてかたくり粉（分量外）大さじ1を入れ，手で軽くもむ。
② ①に水を注ぎ入れて汚れを落とし，水気をふき取る。
③ きゅうり，だいこん，赤ピーマンはせん切りにして水に漬ける。
④ 鍋に湯を煮立てかきを入れ，ふくらんだらすぐにざるに上げ，水気をよくふき取り，かたくり粉をまぶし，衣をくぐらせて，170～180℃の油で揚げる。
⑤ 器に③の水気よくきって敷き，揚げたかきを盛り付ける。

●かきは殻が残らないように，ていねいに洗います。

E(kcal)	P(g)	F(g)	食塩(g)
225	6.9	8.5	1.8

ごま豆腐

材料・分量（目安量）

くずでん粉（吉野葛）	13 g	酒	5 g
ごま	6 g	うすくちしょうゆ	4 g
だし汁	70 g	みりん	0.6 g
砂糖	0.5 g	だし汁	25 g
塩	0.1 g	わさび（練り）	1 g

作り方
① ごまをいり，すり鉢でよくする。
② くずでん粉と①をだし汁70gに溶かし，布巾でもむようにこし出す。
③ ②を鍋に入れ砂糖を加えて中火にかけ，煮立ったら火を弱め，木じゃくしで鍋底から絶えず混ぜながら10分程練る。
④ 粘りが出たら塩，酒を加えてさらに練り素早く箱に流し，自然に冷ます。
⑤ しょうゆ，みりん，だし汁25gを合わせ，さっと火を通してから冷ます。
⑥ ④のごま豆腐を適宜切って器に盛り⑤のだし汁をかけて，わさびを添える。

●くずでん粉を練るときは焦げやすいので火加減に要注意。

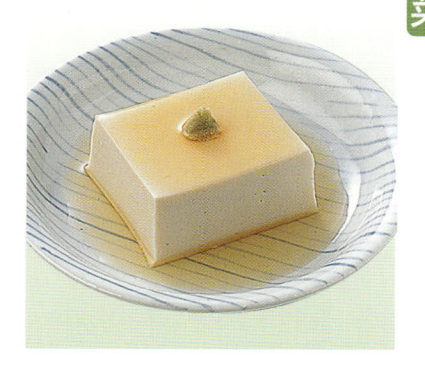

E(kcal)	P(g)	F(g)	食塩(g)
97	1.8	3.4	0.9

なすの揚げ煮

材料・分量（目安量）

なす	70 g（中1個）	だし汁	50 g
しょうが	1.5 g	砂糖	6 g
万能ねぎ	1 g	しょうゆ	6 g
大豆油	5 g	みりん	5 g
		塩	0.2 g

作り方
① なすは縦半分に切って，皮に斜めの細かい切れ目を入れる。
② 160〜170℃の油になすを皮のほうから入れ，色よく揚げる。
③ ②のなすに熱湯をかけて油抜きをし，氷水に取って色止めをする。
④ 鍋にだし汁，砂糖，しょうゆ，みりん，塩を入れ，③のなすを並べて入れ，弱中火で味を煮含ませる。
⑤ ④を器に入れ，小口切りの万能ねぎとすりおろしたしょうがを天盛りする。

●なすを色よく仕上げるために揚げ温度と揚げた後の処理が大切です。

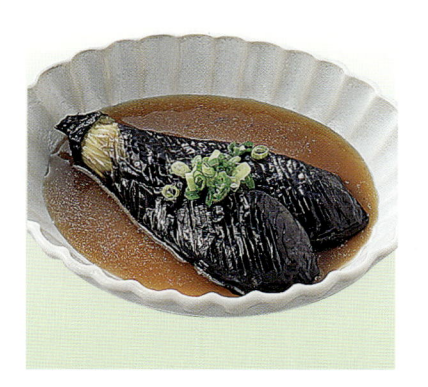

E(kcal)	P(g)	F(g)	食塩(g)
102	1.4	5.1	1.1

しゅんぎくの白和え

材料・分量（目安量）

木綿豆腐	60 g	うすくちしょうゆ	5 g
ごま	3 g	しゅんぎく	65 g
砂糖	3 g	にんじん	5 g
塩	1 g	しめじ	10 g

作り方
① しゅんぎくは塩ゆでし，冷水に取り，水気をきって2cm程に切る。
② にんじんは幅7〜8mm長さ2cm程の短冊に切り，しめじはほぐしそれぞれ塩ゆでして冷ましておく。
③ 豆腐は粗くほぐして熱湯で2〜3分ゆでざるにあげておき，冷めたら布巾でゆるくしぼる。
④ いったごまをすり鉢ですり，豆腐，砂糖，塩，うすくちしょうゆを加えさらに③を加えてなめらかになるまでよくすり合わせる。
⑤ ④と①②を和えて器に盛る。

●豆腐はなめらかに。衛生上和える材料はよく冷まします。

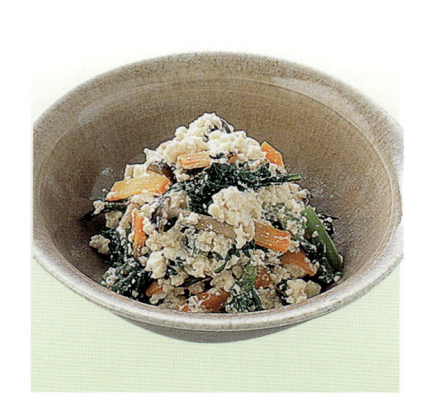

E(kcal)	P(g)	F(g)	食塩(g)
93	6.6	4.4	1.9

組合せ料理例

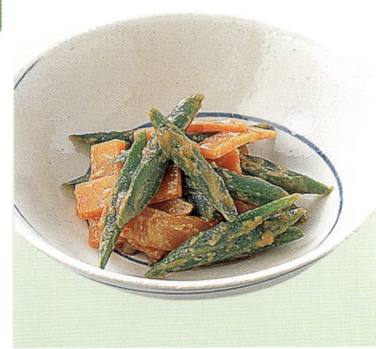

副菜

さやいんげんとにんじんのピーナッツ和え

材料・分量（目安量）

さやいんげん	40 g	砂糖	3 g
にんじん	15 g	しょうゆ	5 g
ピーナッツペースト	5 g	昆布だし汁	5 g

作り方

① さやいんげんはすじを取り，斜め3cm程に切る。にんじんは短冊切りにする。
② ①をゆで（いんげんは少し軟らかめにゆでる），分量からしょうゆ少々を振りかけて混ぜておく。
③ ピーナッツペースト，砂糖，しょうゆ，昆布だしを合わせ②と和える。
④ 器に盛る。

●ピーナッツペーストは甘味のないものを使用します。

E(kcal)	P(g)	F(g)	食塩(g)
6.2	2.5	2.6	0.8

かきのしょうが煮

材料・分量（目安量）

かき	50 g	しょうゆ	10 g
しょうが	8 g	みりん	8 g
酒	15 g		

作り方

① かきはざるに入れて振り洗いし水気をきり，熱湯を通しておく。
② しょうがはせん切りにし，半分を飾り用として水にさらす。
③ 鍋に調味料と水にさらさないしょうがを入れ，半量になるまで煮詰める。
④ ③にかきを入れ，さっと火を通したら取り出す。汁を煮詰めて火を止める。
⑤ 煮詰めた汁にかきを戻し，汁をからめて器に盛り，さらしたしょうがを天盛りする。

●かきは下ゆですることによってふっくらと仕上がります。

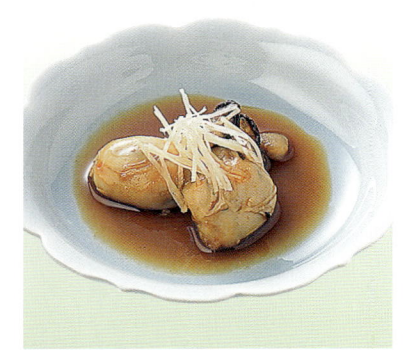

E(kcal)	P(g)	F(g)	食塩(g)
75	4.2	0.7	2.1

わかめとレタスの酢みそ和え

材料・分量（目安量）

カットわかめ	1 g	酢	6 g
レタス	40 g	砂糖	4 g
みそ	10 g	しょうゆ	3 g

作り方

① わかめは水に浸して戻し，レタスは食べやすい大きさにちぎる。
② みそ，酢，砂糖，しょうゆを合わせ，砂糖のざらつきがなくなるまでよく混ぜる。
③ レタスとわかめの水気をよくきり，②でよく和える。

●和えるときに，レタスとわかめの水気を十分にきります。

E(kcal)	P(g)	F(g)	食塩(g)
44	1.9	0.7	1.9

りんごのムース

材料・分量（目安量）
りんご	50 g	ゼラチン	1.3 g
無塩バター	1.5 g	生クリーム	30 g
水 30 g，グラニュー糖	15 g	干しぶどう	1 g

作り方
① りんごは皮をむいて薄切りにする。ゼラチンを5倍の水で戻す。
② 鍋にバターを熱し，りんごとグラニュー糖，水を入れ15分程煮て粗熱を取り，煮汁ごとミキサーにかけ，飾り用に少し取って，ゼラチンを混ぜる。
③ ②が人肌程に冷めたら，生クリームを合わせ，器に入れ冷やし固める
④ 固まったら取りよけたペーストをかけ，干しぶどうをのせる。
● レモン汁を加えてもおいしくできます。

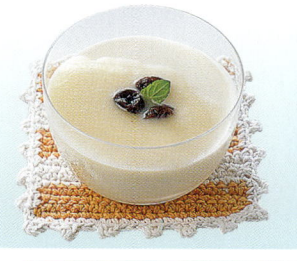

E(kcal)	P(g)	F(g)	食塩(g)
227	2.6	13.9	0.1

杏仁豆腐

材料・分量（目安量）
牛乳 50 g，寒天	1 g	パインアップル（缶詰）	10 g
水 25 g，砂糖	5 g，	キウイ	10 g
アーモンドエッセンス	0.8 g	シロップ｛砂糖	13 g
みかん（缶詰）10 g，もも（缶詰）	10 g	｛かたくり粉 1.2 g，水	40 g

作り方
① 牛乳は鍋で40℃に温め，砂糖を加え裏ごしした水溶き寒天，アーモンドエッセンスを加え，こしながらバットなどに流し込み，冷やし固める。
② ①が固まったら食べやすい大きさのひし形に切る。
③ 器に②と一口大にしたフルーツを入れ，シロップをかける。
● 杏仁豆腐は固める前にこすことでなめらかな仕上りに。

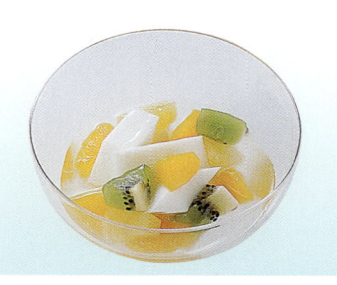

E(kcal)	P(g)	F(g)	食塩(g)
135	1.9	1.9	0.1

バナナソテー

材料・分量（目安量）
バナナ	80 g	砂糖	5 g
無塩バター	2.5 g	水	3 g
		セルフィーユ	（適宜）

作り方
① バナナは斜めに切る。
② 砂糖に水小さじ1を入れて溶かす。
③ フライパンにバターを溶かし，バナナを両面焼き，②を入れてからめる。
④ 器に盛り，セルフィーユを飾る。
● 焦げやすいので気をつけましょう。

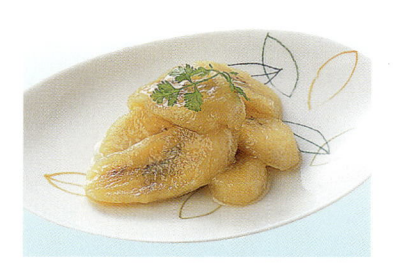

E(kcal)	P(g)	F(g)	食塩(g)
107	0.9	2.2	0.0

カスタードプリン

材料・分量（目安量）
牛乳	50 g	バニラオイル	0.3 g	
卵黄	3 g	グラニュー糖	13 g	｝カラメル
卵	25 g	水	6 g	
グラニュー糖	13 g	水	4 g	

作り方
① ボウルに卵とグラニュー糖を加えてよく混ぜる。さらに沸かした牛乳を注いで混ぜ合わせ，裏ごしし，バニラオイルを入れ，泡を取り除く。
② 鍋に水とグラニュー糖を火にかけ，色づいたら水を加えてカラメルに仕上げる。
③ 容器に①を入れ，固まったら②を60℃に温めて注ぎ入れる。
④ ③を160℃のオーブンで，約25分間湯せん焼きにする。
● 温度が高いとスが入るので要注意。

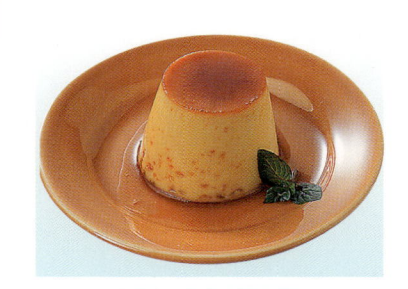

E(kcal)	P(g)	F(g)	食塩(g)
183	5.2	5.5	0.2

組合せ料理例

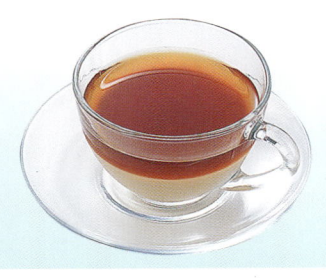

デザート・間食

ミルクティーゼリー

材料・分量（目安量）

a { 紅茶 2 g / 牛乳 90 g / グラニュー糖 15 g }
生クリーム 18 g，粉ゼラチン 1.7 g
b { 紅茶 1 g / 水 50 g / グラニュー糖 10 g / 粉ゼラチン 1 g }

作り方

① 鍋でaを沸かし紅茶を入れ3分間蒸らし，水に戻したゼラチンと生クリームを入れて氷水で冷やす。とろみがついたら，容器に入れ固める。
② bを沸かして紅茶を入れ，ゼラチンを加えて溶かし，こす。
③ ①の上に②を流し入れ，冷やし固めてaとbの二層のゼリーにする。

●香りのよい紅茶を使いましょう。

E(kcal)	P(g)	F(g)	食塩(g)
249	6.7	11.1	0.2

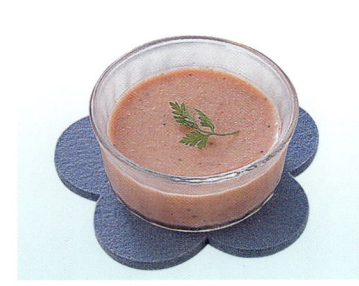

いちごのモスコビー

材料・分量（目安量）

いちご 100 g　　砂糖 10 g
粉ゼラチン 4 g　　生クリーム 10 g
水 8 g

作り方

① いちごは裏ごしする。
② 5倍の水に30分以上ゼラチンを戻す。
③ ②を湯煎にかけて溶かし，砂糖を加えて溶けたら①に加えて手早く混ぜる。
④ ③を氷水で冷まし，とろみが出たら生クリームを加え，器に入れて冷蔵庫で冷やし固める。

●いちごのつぶつぶを裏ごしで除きます。

E(kcal)	P(g)	F(g)	食塩(g)
127	4.8	4.3	0.1

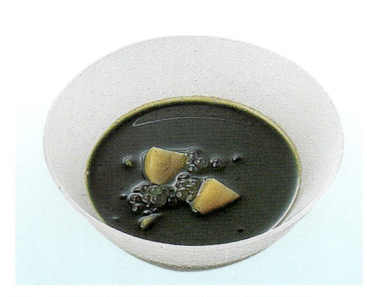

冷やし抹茶

材料・分量（目安量）

抹茶 7.5 g　　タピオカ 20 g
水 150 g　　くり甘露煮 20 g
砂糖 20 g

作り方

① 鍋に水，砂糖を入れ，沸いたら抹茶を加えて溶かし，冷ます。
② タピオカは水で戻し，半透明になるまでゆで，冷水に取って水気をきる。
③ くりの甘露煮は食べやすい大きさに切る。
④ 全部合わせて冷やし，器に盛る。

●くりは最後にそっと上に盛ります。

E(kcal)	P(g)	F(g)	食塩(g)
218	2.7	0.5	0.0

フルーツポンチ風

材料・分量（目安量）

a { オレンジ果汁 15 g / レモン果汁 5 g / 水 50 g / 白ワイン 30 g / グラニュー糖 17 g }
すいか 40 g
メロン 40 g
なし 40 g
ミント葉 （適宜）

作り方

① aを鍋に入れ沸騰させてから，こして，よく冷やす。
② すいか，メロンはくりぬき器でくり抜き，なしは6等分し5 mm厚さに切る。
③ 器に①を注ぎ，②を入れ，ミントの葉をのせる。

●くりぬき器で形よく切り取ります。

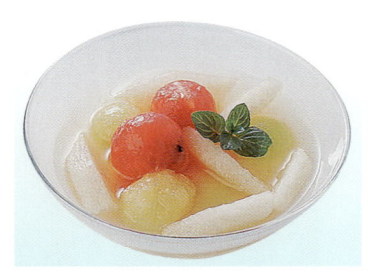

E(kcal)	P(g)	F(g)	食塩(g)
144	1.0	0.1	0.0

リウマチ，膠原病

リウマチ，膠原病の医学 ……… 98
医師：工藤秀機（文京学院大学）

栄養食事療法 ……… 103
管理栄養士：福井富穂（滋賀県立大学）

食事計画｜献立例 ……… 108
管理栄養士：福井富穂（滋賀県立大学）

組合せ料理例 ……… 120
管理栄養士：福井富穂（滋賀県立大学）

リウマチ，膠原病の医学

Ⅰ. リウマチおよび膠原病の概要

❶ リウマチの概念

　関節，筋肉，骨，靭帯，腱などの運動器の疼痛とこわばりをきたす疾患の総称で，リウマチ性疾患とも呼ばれます。したがって，リウマチ性疾患を構成する疾患数は多数に及び，変形性膝関節症や痛風のほか，慢性関節リウマチ，全身性エリテマトーデスなどの膠原病も含まれます。

❷ 膠原病の概念

　膠原病とは単一の疾患病名ではなく，全身の膠原線維にフィブリノイド変性という共通の病理学的病変が認められる疾患群の総称です。
　慢性関節リウマチ（RA），リウマチ熱（RF），全身性エリテマトーデス（SLE），強皮症／全身性硬化症（PSS），多発性筋炎／皮膚筋炎（PM／DM），結節性多発動脈炎（PN）の6疾患が膠原病と呼ばれています。そのほかに病態や病像が膠原病に類似することから膠原病近縁疾患と呼ばれるものがあります。例えばシェーグレン症候群，ウエゲナー肉芽腫症，ベーチェット病，混合性結合組織病，クレスト症候群などがそれにあたります。膠原病発症の詳細な原因は不明です。

❸ 膠原病が疑われる臨床症状

1 膠原病に共通して見られる症状：原因不明の発熱，体重減少などの全身症状と，多臓器障害症状を示す症例は，膠原病の可能性が高いといえます。

表1　膠原病を疑う臨床症状

1. 原因不明の発熱
2. 原因不明の体重減少，易疲労，全身倦怠，こわばり
3. 貧血
4. 関節痛，関節炎
5. 筋肉痛，筋力低下
6. かゆみを伴わない皮疹
7. 皮下結節あるいは石灰沈着
8. レイノー（Raynaud）現象
9. 再発生ないし持続性の漿膜炎（心膜炎，胸膜炎，腹膜炎）
10. 抗生物質無効の肺炎，あるいは肺線維症
11. 心筋炎
12. 無菌性髄膜炎
13. 痙攣，あるいは精神症状
14. 末梢神経障害
15. リンパ節腫大，あるいは脾腫

表2 膠原病における共通臨床症状の出現頻度

病状 \ 病名	SLE	PSS	PM あるいは DM	PN	RA	RF
発熱	╫	±	+	╫	±	╫
紅斑	╫		╫	±		+
手のびまん性腫脹（早期）	+	+	+		+	
関節炎	╫	+	±	+	╫	╫
筋炎	+	+	╫	+	±	
レイノー（Raynaud）現象	+	╫	±	±	±	
血管炎	+	±	±	╫	±	
高血圧	±	±		+		
糸球体腎炎	╫			+		
食道蠕動異常	±	╫	±			
漿膜炎	╫	+			+	±
間質性肺炎	±	╫	+		±	
心筋障害	+	+	±	+	±	+
中枢神経障害	╫			+		±
末梢神経障害	±	±		╫	±	
乾燥症状	±	±	±		+	

（╫）高率に見られる。（＋）しばしば見られる。（±）時に見られる。

膠原病にはそのほか表1に示したような多彩な症状が見られます。

2 膠原病6疾患に現れる臨床症状の出現頻度：膠原病に共通の症状は各疾患によって，その程度や出現頻度が異なります。表2は各膠原病間の臨床症状の出現頻度を示しています。このように表1と表2の組合せからある程度診断を推測することが可能です。

II. 膠原病関連の検査と診断

1 免疫学的検査

リウマトイド因子は，RAの80％に認められ，比較的特異性の高い検査ですが，SLEやPSSあるいは近縁疾患であるシェーグレン症候群でも陽性になることがあります。

抗核抗体は，SLEでほぼ100％陽性になり，かなり特異性の高い検査になりますが，PSS，RAでも陽性になることがあるので，SLEに最も特異性の高い抗DNA抗体検査を実施し，陽性に出ればSLE診断の確度は高くなります。そのほか陽性率は低いですが，SLEに特異性の高い自己抗体として抗PCNA抗体，抗Si抗体があります。また，PSSに特異性の高い自己抗体に抗核小体抗体，抗Ku抗体があります。補体はSLEの活動期で低下します。

❷ 膠原病の診断

　膠原病の診断は，臨床症状および関連の検査結果を総合して行われます。また各膠原病の診断基準がつくられ，日常診療に利用されています。

Ⅲ．代表的膠原病の治療

❶ 慢性関節リウマチ（RA）の治療

　RAは，原因不明の疾患ですが，自己免疫機序が関与していると考えられています。病変は骨の破壊を特徴とする慢性の多関節炎であり，しばしば関節以外の臓器病変も引き起こします。40〜50歳代での発症が多く，男女比は1：3〜4で女性に多いとされています。

1．臨床症状

　多発性の対称性関節炎を特徴とします。手関節，中手指節（MCP）関節，近位指節間（PIP）関節などの手の関節が最も侵されやすく，初発部位も手の関節が最も多く見られ約50％を占めます。

　朝のこわばり，安静後のこわばりは必発です。進行すると骨破壊が起こり，次第に変形し最終的には骨性強直を起こして関節の機能を失います。

2．検査所見

　活動性に応じてCRP[*1]や赤沈値が亢進します。血清中のRF自己抗体の陽

[*1] C反応性たんぱく。

表3　RAの改定診断基準

基準項目	定義
1．朝のこわばり	少なくとも1時間以上持続すること
2．3領域以上の関節炎	同一時期に医師によって確認される3領域以上の軟部組織の腫脹または関節液貯留（骨増殖のみでは不可），両側のPIP，MCP，手，肘，膝，足，MTPの計14関節領域とする
3．手の関節炎	手，PIP，MCP関節の少なくとも1カ所の腫脹
4．対称性関節炎	PIP，MCP，MTPに関しては完全に対称でなくてもよい
5．皮下結節	医師によって確認される骨突出部，伸展側表面，関節近傍の皮下結節
6．リウマチ因子（RF）	健常者対象で，5％以下の陽性率を示す方法であればどの方法でもよい
7．X線上の変化	手首〜手指の正面撮影で，骨びらんまたは関節近傍の骨萎縮（脱灰）像，変形性関節症の変化は除外される

7項目中4項目を満足するものをRAと分類する。　　　　　　　　　　　（ARA，1987より）
項目1〜4は6週間以上存在しなければならない。
PIP：近位指節間関節（proximal interphalangeal joints）
MCP：中手指節関節（metacarpophalangeal joints）
MTP：中足趾節関節（metatarsophalangeal joints）

性率は約80％で，その値はRAの病勢に並行します。

X線検査では関節裂隙の狭小化や骨萎縮から始まり，進行とともに骨破壊，亜脱臼，変形，そして骨性強直にまで至ります。

3．診　断

アメリカリウマチ学会（ARA）改定診断基準（表3）により診断します。

4．治療の基本方針

できるだけ早い時期より抗リウマチ薬を使用し，必要に応じて非ステロイド性抗炎症薬を使用します。活動性を抑えられない場合はステロイド剤や免疫抑制剤を使用します。

❷ 全身性エリテマトーデス（SLE）の治療

SLEは典型的な全身性自己免疫疾患です。すなわち多彩な自己抗体出現などの免疫異常を示し，免疫複合体の諸臓器への沈着を基盤とした多臓器障害を呈する慢性炎症性疾患といえます。男女比は1：10と圧倒的に女性に多く，20～30歳代に発症のピークがあります。

1．臨床症状

全身的には発熱，全身倦怠感，体重減少，リンパ節腫脹などの症状の発症が多く見られます。

皮膚・粘膜症状としては頬部紅斑（蝶形紅斑），光線過敏症が特徴的です。そのほか，円板状皮疹，手掌・手指紅斑，口腔内潰瘍，脱毛，レイノー現象などがしばしば見られます。

70％以上に関節痛が見られますが腫脹は比較的軽度で，通常，骨の破壊は起こしません。約60～70％にループス腎炎が認められます。持続性たんぱく尿，潜血，尿沈渣異常が見られ，ときに浮腫を認めますが，この腎炎はSLEの予後を左右する最も重要な所見でもあります。

精神神経症状では，頭痛などの軽微な症状から，脳血管障害や痙攣発作などの中枢神経症状，また，躁うつ症状，分裂病様症状，意識障害などの多彩な精神症状が見られます。これらの症状が出現した場合を中枢神経性ループスと呼び，SLEの予後を左右する重要な症状とされています。

2．検査所見

軽度〜中等度の貧血が見られます。溶血性貧血を起こすこともあります。白血球数の減少は特徴的で，血小板数もしばしば減少します。急性相反応では，赤沈は著明に亢進するものの，CRPは弱陽性あるいは陰性になるのが特徴的です。尿では持続性たんぱく尿，潜血，細胞性円柱を高率に認めます。

抗核抗体（ANA）はほぼ100％陽性で，陰性の場合にはSLEは否定的と考えられます。核抗原のなかで抗DNA抗体は特に重要で，SLE全体の約70％，活動期SLEの80％以上が陽性になります。

3．診　断

臨床症状，検査所見をもとに診断しますが，実際には，アメリカリウマチ協会（ARA）によるSLEの分類基準（表4）が世界中で広く利用されており，11項目中の4項目以上を満たせばSLEと診断することになっています。なおSLEと鑑別すべき疾患としてウイルス感染症，血管炎症候群，悪性リンパ腫，自己免疫性肝炎などがあげられます。

4．治療の基本方針

ステロイド剤が基本となります。ステロイドは病態に応じて，中等量からステロイドパルス療法を含めた大量までを適宜使用します。腎病変が著明な場合には，免疫抑制剤の併用を積極的に行い，重症の場合には，血漿交換やγ-グロブリン大量療法なども組合せて行うことがあります。

表4　1982年改定SLE分類基準

診断基準項目	定義
1．頬部紅斑	頬部隆起部上の，平坦あるいは隆起性の，固定した紅斑：鼻唇溝は避ける傾向あり
2．円板状皮疹	付着性角化性落屑と毛囊栓塞を伴う隆起性紅斑性皮疹：陳旧性病変では萎縮性瘢痕形成も見られる
3．光線過敏症	日光に対する異常な反応の結果生じた皮疹（患者の病歴情報あるいは医師の観察による）
4．口腔内潰瘍	口腔もしくは鼻咽頭潰瘍，通常，無痛性（医師の観察による）
5．関節炎	骨破壊を伴わない関節炎：2つ以上の末梢関節を侵し，圧痛，腫脹あるいは関節液貯留を特徴とする
6．漿膜炎	a) 胸膜炎：信頼性の高い胸膜炎による疼痛の病歴情報，医師による胸膜摩擦音の聴取，胸水貯留の証明，あるいは b) 心膜炎：心電図による裏づけ，心膜摩擦音，または心嚢液貯留
7．腎障害	a) 持続性たんぱく尿：0.5 g/日以上，もしくは定性で3＋以上，あるいは b) 紙胞性円柱：赤血球，ヘモグロビン，顆粒，尿細管性円柱あるいは混合性
8．神経障害	a) 痙攣：原因となる薬物または代謝異常（尿毒症，ケトアシドーシス，電解質異常など）の存在しないこと b) 精神障害：原因となる薬物または代謝異常（尿毒症，ケトアシドーシス，電解質異常など）の存在しないこと
9．血液学的異常	a) 溶血性貧血：網状赤血球数増加を伴う b) 白血球減少症：4,000/mm^{3}未満が2回以上 c) リンパ球減少症：1,500/mm^{3}未満が2回以上 d) 血小板減少症：原因となる薬物なしに100,000/mm^{3}未満
10．免疫学的異常	a) LE（エリテマトーデス）細胞陽性，または b) 抗DNA抗体：2本鎖DNAに対する抗体の異常高値，または c) 抗Sm抗体：Sm核抗原に対する抗体の存在，または d) STS生物学的偽陽性：6カ月以上持続陽性で，*Treponema pallidum*運動抑制試験，あるいは蛍光トレポネーマ抗体吸収試験で確認されたもの
11．ANA	FAもしくはそれと同等の方法で，経過中のどの時点でもANAの異常高値を確認すること，薬物誘起性ループス症候群との関連が知られている薬物投与のないこと

提案された分類は11基準項目に基づいている．臨床研究において症例を固定するためには，任意の観察期間中，経時的あるいは同時に，11基準項目中いずれかの4項目以上が存在すれば，その対象者がSLEであるとする． 　　　　　　　　　　　　　　　　　　　　　　（ARA，1982より）
STS：梅毒血清反応，ANA：抗核抗体，FA：蛍光抗体間接法

栄養食事療法

Ⅰ. 栄養食事療法の考え方

❶ 栄養食事療法の目的と考え方

　リウマチは，関節およびその周辺，筋肉など身体を動かす器官の疾患を広く総称した概念で，リウマチ性疾患と同義語として使われています。

　膠原病は，慢性関節リウマチ，リウマチ熱，全身性エリテマトーデスなどの炎症性結合組織疾患や変形性関節症である変形性疾患，痛風などの代謝性疾患など，病因や病態の異なっている多くの疾患が含まれています。

　これらに共通する症状として，関節およびその周辺，筋肉などの痛みやこわばりを伴うことが知られています。持続する炎症による体力の消耗や，運動器官各組織の疼痛，関節の変形による機能障害から起こる食欲不振，咀嚼・嚥下困難などによる摂取量不足などがみられます。栄養食事療法の十分な配慮が必要です。

❷ 諸症状の緩和と栄養食事療法

　リウマチ性疾患は，関節およびその周辺，筋肉に起こる痛みやこわばりなどがあり，持続する炎症による体力の消耗や，運動器官各組織の疼痛や関節の変形による機能障害に伴う食欲不振，摂取量不足などに十分な配慮が必要となります。特に，手指，顎関節や咽頭・喉頭部などの機能障害により，摂食動作の不自由さが伴い，また咀嚼・嚥下が困難な場合もあるので，補助具を利用するなど個々の状況に応じた食事形態を提供します。

1．n-3系多価不飽和脂肪酸

　関節リウマチに対して，n-3系多価不飽和脂肪酸（EPA：イコサペンタエン酸，DHA：ドコサヘキサエン酸，α-リノレン酸）の摂取量を増やすことによって，関節炎の抑制に効果的であったことが報告されています。EPA，DHAは，いわし，さば，さんまなど青背の魚に多く含まれており，一方，大豆油，なたね油，サラダ油（調合油）などの植物油にはα-リノレン酸が多く含まれています。β-カロテン，ビタミンCおよびビタミンEを含む食品と併せて摂取することにより効果的です。

2．ビタミンCおよびビタミンE

　野菜類や果実類に含まれているビタミンCやビタミンEには，抗酸化作用があり，上記の食用油との併用で炎症を抑えることができ，この2つのビタミンを同時摂取すると有効とされています。

3．葉酸とビタミンB_{12}

　抗リウマチ薬であるメトトレキサートは，葉酸の代謝を阻害し，口内炎や

肝機能障害を起こすことがあり，その予防のために，肉，レバー，緑黄色野菜などに多く含まれている葉酸を摂取します．また，ビタミンB_{12}は葉酸とともに造血ビタミンとしても重要です．ビタミンB_{12}は動物性食品に多く含まれており，これら2つのビタミンを効率よく摂取するためには野菜類と動物性食品を同時にバランスよくとることが大切です．

4．亜鉛，セレン

食事摂取量の不足や偏食などが長期に続いた場合，味覚や臭覚の低下，脱毛などの症状が現れます．これらは微量元素の亜鉛やセレンの不足などが関係しています．特に，極端な食事制限や，特定の惣菜，加工食品の利用度が高く偏食がある場合には，亜鉛が不足となります．五感が衰えていく高齢者は，特にこれら微量栄養素の不足が起きないよう注意が必要です．

5．鉄，カルシウム

鉄欠乏状態が見られる場合には，鉄分の補給が必要となります．鉄分はいわし，なまり節，つくだ煮，豚レバーなど，肉類や魚類に多く含まれています．また，関節リウマチでは，関節やその周辺の骨に骨粗鬆症が見られることから，十分なカルシウムの摂取が必要となります．

Ⅱ．栄養基準（栄養補給量）

1日の適正エネルギーに対する三大栄養素（たんぱく質，脂質，炭水化物）の比率[*1]は，前述のようにエネルギー比で考えます．

適正エネルギー量を算出した後に，P：F：C＝15：25：60を用いて所要のたんぱく質，脂質，炭水化物を算出し，ビタミン・ミネラルは「日本人の食事摂取基準」に準じます．

たんぱく質，脂質，炭水化物（糖質），食塩などは肥満や腎臓障害がある場合を除いて特別に制限することはありません．栄養状態が悪い場合，炎症のある場合，あるいは発熱などのある場合には，できるだけ十分なエネルギー量が摂取できるよう配慮し，併せてたんぱく質やビタミン・ミネラルが不足しないよう補給します．肥満や腎臓障害のある場合には，それぞれの疾病項目を参照してください．

❶ 適正なエネルギー量

1日に必要な適正エネルギー量は，性，年齢，体格，生活活動量によって異なっています．具体的には，「日本人の食事摂取基準」に示す1日の基礎代謝基準値，基準体重を参考に，対象者の体格から標準体重を算出し，比例計算して求めます．

[*1] PFC比は，たんぱく質の総量に4 kcalを，脂質には9 kcalをそれぞれ乗じ，その両者の値（％）を100から引いたものが炭水化物の比率．

また，非肥満者については，通常体重（6カ月ほど体重変動がない場合の体重）を用いて計算することもあります。あるいは，ハリス・ベネディクトの式（p.70）を用いて基礎エネルギー消費量を計算し，生活活動量[*2]や，ストレス係数[*3]を乗じて算出します。一般に，男性では 1,600 〜 2,000 kcal，女性では 1,400 〜 1,800 kcal が適正なエネルギー量となります。

[*2] 生活活動係数
ベッド上安静 1.2
ベッド外活動 1.3
要介護状態
1.0〜1.2

[*3] ストレス係数
小手術 1.2
中等度手術
1.2〜1.4
大手術 1.3〜1.5

❷ 栄養素のバランスを整える

1日に必要な適正エネルギー量の範囲で，たんぱく質，脂質，炭水化物（糖質），ビタミン・ミネラルなどの栄養素が過不足とならないようバランスを整えます。具体的には，エネルギー比率として用いられている PFC 比をそれぞれ 15：25：60 とします。食べてはいけない食品はありませんが，できるだけ多くの食品を献立に取り入れます。

Ⅲ. 栄養食事療法の進め方

どのような病態や症状を呈するかによって，栄養食事療法の進め方は異なっていますが，全身に対する消耗性疾患であり，かつ炎症を伴うことが多いことから食欲不振に陥り，栄養状態を低下させることが多く見られます。

特に脂質については，SMP 比（飽和脂肪酸：一価不飽和脂肪酸：多価不飽和脂肪酸の構成比率を 3：4：3）や n-3 系と n-6 系の脂肪酸構成にも配慮します。また，骨代謝異常からカルシウムの消耗も著しいので，小魚，種実類，野菜，海藻類，大豆，大豆製品などによりカルシウムの補給を行うとともに，併せてビタミン D の摂取にも留意します（砂糖や菓子類，甘味の強い果実，清涼飲料水は避けます）。しょうが，ターメリック，にんにくなどの香辛料は，炎症を増悪させる作用をもつプロスタグランジンやロイコトリエンの産生を妨げる効果があるといわれています。なお，腎機能障害，消化性潰瘍，骨粗鬆症，貧血，脂質異常症などの合併症が出現している場合には，それぞれの疾病に対する栄養食事療法を行います。

Ⅳ. 食事計画（献立）の立て方

❶ 献立の立て方

■ 原則として，1日の適正エネルギー量を朝食，昼食，夕食の3食に均等配分しますが，日常の生活では朝食をやや軽くしていることが多いことか

栄養食事療法　**105**

ら，朝，昼，夕食の比率は1：1.5：1.5という割合で配分されています。また，間食を付加する場合には，食事摂取に影響を及ぼさない範囲で考えます。

❷ 食事は，主食，主菜（肉類，魚介類，卵，大豆製品）および副菜2品で構成しますが，適宜汁物や香の物なども加えます。

❸ 各食事の主菜の食事様式と材料を決め，副菜とする野菜類を選びます。野菜類は，1食に100〜150gを目安にします。調理に使う油脂類は，前述の食用油とし，動物性の油脂は使用を避けます。

❹ 牛乳・乳製品はカルシウム補給の点からも1日に牛乳200g（1本）ほどはとります。また，ヨーグルトやチーズなどの乳製品や豆乳・豆乳飲料などで補給することもできます。

❺ 食塩は，過剰にならないようにし，しょうゆやみその使用量に留意し，1日10g未満を目安にします。また，総菜やインスタント食品，加工品，漬物などの摂取頻度や料理の組合せを考えます。

❷ 献立作成のポイント

❶ 咀嚼力が弱い場合（主食）のごはん・かゆ等のつくり方はp.28のとおりです。

嚥下が困難な場合は，ゼラチン，寒天やとろみ剤，かたくり粉などでとろみをつけます。

❷ 副食については，①いも，にんじん，だいこん，豆腐などは一口で食べられる大きさに切り，軟らかく煮ます。②ほうれんそう，こまつななどの野菜類は小さめに切り，軟らかくゆでたり，煮たりします。③肉類は薄切りしたものをたたき，小さめに切ります。④ひき肉は2度びきしたものを使います。⑤魚は切り身で小骨の少ないものを選んで調理した後，骨を抜き取り，身をほぐすなどの考慮も必要です。

❸ 魚や野菜，果実にはそれぞれ季節があります。季節に合った新鮮な材料を使用します。

❹ 肉類，卵，牛乳など動物性食品に偏らないよう，図1のように昼・夕

	1日	2日	3日	4日	5日	6日	7日
朝	和食（ごはん）か洋食（パン）かなどパターンを決める						
昼	魚類	豆腐	肉類	卵	めん類	魚類	肉類
夕	肉類	魚類	魚類	魚類	肉類	魚類	魚類

注：調理法は，煮る，焼く，蒸す，揚げる，生など素材に合わせる

図1　主菜料理の摂取頻度例

食の食事様式や主材料を決めて使用します。これらの動物性食品の過度の摂取は避けなければなりませんが，まったく食べないのでは必要な栄養素が確保できません。

V. 栄養教育

　リウマチ・膠原病は，病態や病状が関節およびその周辺，筋肉組織など運動機能を含め，全身に及んでいるため，関節の痛み，腫れ，硬直，レイノー現象などがあると日常生活や調理が困難となり，十分な食事摂取ができなくなり，その結果，過度の偏食に陥ることもあります。体重の変化や食欲の有無などから栄養状態を的確に判断して対応することが必要です。

　また，全身性エリテマトーデス，心血管系疾患，肥満，糖尿病，骨粗鬆症などを合併している場合には，それぞれの疾病に応じた個別の栄養食事療法が必要となります。

　さらに，高齢者の多くは，五感の衰え，諸機能の低下などの加齢によるもののほかに，夫婦2人暮らしや単身世帯，老々介護，近所付き合いの疎遠，経済的問題などの社会的要因や過度の薬物投与や偏食（過度の栄養制限を含む）など日常の生活全般にわたってさまざまな影響を受けています（表5）。こうした観点からの栄養教育を考える必要があります。

　1日3食の食事は，生活リズムに合わせて規則正しくすることが大切です。高齢者の多くは，ほぼ毎日食べる食材が決まっており，緑黄色野菜，大豆製品や果実が多く，魚介類や肉類の摂取は少なく，同じものを何日も食べ続ける傾向があるので注意が必要です。

表5　高齢者の特質，日常生活への影響

1）生理的要因
　①睡液の分泌減少
　②味覚・臭覚減退
　③歯の欠損
　④消化管機能低下
　⑤偏食など
2）心理的要因
　①食欲の低下
　②抑うつ状態
　③認知障害
3）病的要因
　①慢性疾患（過度の栄養制限）
　②脳血管障害などの後遺症
　③過度の薬物投与
4）社会的要因
　①夫婦2人暮らし
　②単身世帯
　③老々介護
　④近所付き合い疎遠
　⑤経済的問題など

食事計画｜献立例 1　　1,200 kcal

朝, 昼, 夕の3食に使う料理の組合せを理解する

朝

献立	1人分材料・分量（目安量）	作り方
ごはん（主食）	ごはん 80 g	
たまねぎとわかめのみそ汁（汁）	たまねぎ 40 g 生わかめ 10 g だし汁（煮干し）150 g みそ 12 g	① 煮干しは水につけ，沸騰させて取り出す。 ② わかめは水に戻し，1～2 cm程に切り，たまねぎは薄く切る。 ③ ①のだし汁でたまねぎを煮る。 ④ ③にわかめを入れ，みそを溶き入れる。
納豆（主菜）	納豆 40 g 万能ねぎ 2 g しょうゆ 2 g からし（少々）	① 万能ねぎは小口切りにする。 ② 納豆に①としょうゆ，からしを加え，よく混ぜる。
ほうれんそうのお浸し（副菜）	ほうれんそう 80 g いりごま（白）1 g しょうゆ 5 g	① ほうれんそうをゆがき，水にさらしてからしぼる。 ② ①を2～3 cm長さに切る。 ③ しょうゆとごまを合わせ，②を和える。
オレンジ（デザート）	オレンジ 80 g	

昼

献立	1人分材料・分量（目安量）	作り方
ごはん（主食）	ごはん 100 g	
さわらの塩焼き（主菜）	さわら 70 g 塩 0.7 g だいこん 30 g しょうゆ 1 g	① さわらに塩を振り焼く。 ② だいこんおろしを添えて，しょうゆで味付ける。
だいこんとにんじんの煮物（副菜）	だいこん 60 g にんじん 20 g 油揚げ 10 g うすくちしょうゆ 8 g 砂糖 3 g みりん 3 g だし汁 100 g	① だいこんは皮をむいて一口大の大きさに切る。 ② にんじんは乱切りにしてゆでる。 ③ 油揚げは細切りにする。 ④ ①，②，③をだし汁でじっくり煮る。 ⑤ 調味料を加えてさらに煮る。
はるさめときゅうりの酢の物（副菜）	はるさめ 10 g きゅうり 20 g みかん（缶詰）15 g ごま油 1 g 酢 5 g 砂糖 3 g うすくちしょうゆ 2 g	① はるさめは熱湯に漬けて軟らかくし，食べやすい長さに切る。 ② きゅうりはせん切りにする。 ③ ①，②とみかんを合わせ，ごま油，酢，砂糖，うすくちしょうゆで味を調える。

リウマチ，膠原病

リウマチ，膠原病

献立	1人分材料・分量（目安量）	作り方
夕 ごはん **主食**	ごはん 100 g	
おふの清し汁 **汁**	みつば 5 g，花ふ 3 g うすくちしょうゆ 5 g だし汁 150 g	① 糸みつばは長さをそろえて切る。 ② 花ふは水で戻す。 ③ だし汁の中に①と②を入れ，うすくちしょうゆで味を調える。
鶏肉のハーブ焼きにんじんのグラッセ添え **主菜**	鶏肉（もも皮なし）80 g 塩 0.5 g こしょう（少々） にんにく 2 g タイム・粉（少々） レモン汁 5 g サニーレタス 10 にんじん 40 g，バター 4 g 水（適宜），砂糖 1.5 g	① 鶏肉は軽く塩，こしょうし，にんにくをすりおろしてすり込む。 ② ①にタイムをかけ，レモン汁をかける。 ③ オーブンを200℃に熱し，②を約2分焼き，食べやすい大きさに切る。 ④ サニーレタスとにんじんグラッセ（つくり方下記）を添える。 （にんじんグラッセつくり方） ① にんじんは太めの拍子切りにして面取りしてゆでる。 ② バターで①を炒め，砂糖を加える。
シーチキンと野菜のドレッシングサラダ **副菜**	レタス 20 g，トマト 40 g ツナ（缶）20 g ブロッコリー 20 g 塩 0.2 g，オリーブ油 8 g，酢 5 g	① レタスは手でちぎり，トマトはくし形に切る。 ② ツナは身をほぐし，ブロッコリーは小房に分けゆでる。 ③ 塩，オリーブ油，酢を合わせ，①と②を和える。

● ドレッシングの種類

　最近は各種のドレッシングが市販され，手軽に自分に合ったドレッシングを選ぶことができるようになりました。生野菜だけでなく，加熱野菜にも利用して，野菜をたくさん食べる手助けをしてくれます。種類によってエネルギー，脂肪量や塩分が異なります。市販品には必ず表示がありますので，それらを参考にしながら使用しましょう。

	大さじ約1（15 g）あたりのエネルギー量	脂肪率（％）	塩分率（％）	特徴
フレンチドレッシング	61	42	3	酢と油がほぼ2：1の基本的なドレッシング。酢と油が分離しやすいので，必ずよく振ってから使用しましょう。
サウザンアイランドドレッシング	62	41	3.6	マヨネーズとトマトケチャップを混ぜたオーロラソースをベースにして，いろいろな野菜を細かく切って加えたソースです。
ごまドレッシング	80	53	2.7	油分に加えごまが入っているため，他のドレッシングよりやや，エネルギー・脂肪が高くなっていますが，ごまの風味があり和風の料理にもなります。
ノンオイル和風ドレッシング	11	0.1	7.4	しょうゆの約半分の塩分で，油が入っていないためにさっぱりとした味になっています。ただ，他のドレッシングより塩分が高いので，使い過ぎに注意しましょう。

1日の栄養量

	E(kcal)	P(g)	F(g)	食塩(g)
朝	314	14.2	6.1	2.8
昼	452	20.5	11.7	2.7
夕	480	24.2	19.5	2.2
計	1,245	58.9	37.3	7.7

P：F：C　　P 18.9　　F 27.0　　C 54.1　　％

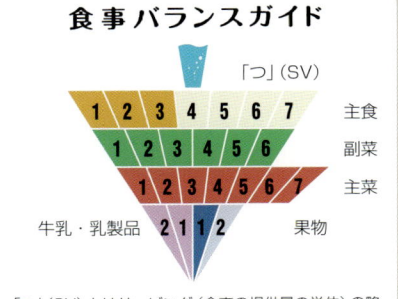

食事バランスガイド

主食　1 2 3 4 5 6 7　「つ」(SV)
副菜　1 2 3 4 5 6
主菜　1 2 3 4 5 6 7
牛乳・乳製品　2 1　　1 2　果物

「つ」(SV) とはサービング（食事の提供量の単位）の略

食事計画 | 献立例 1　　1,200 kcal

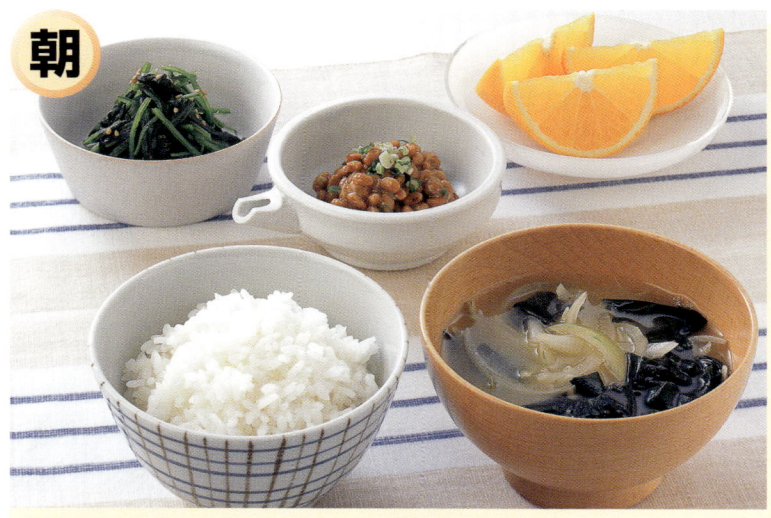

朝

●大豆製品を使った手軽にできる朝ごはん

主食	ごはん
汁	たまねぎとわかめのみそ汁 *variation* 青ねぎと豆腐のみそ汁
主菜	納豆
副菜	ほうれんそうのお浸し *variation* キャベツとハムのソテー
デザート	オレンジ

	E(kcal)	P(g)	F(g)	食塩(g)
ごはん	134	2.0	0.2	0.0
たまねぎとわかめのみそ汁	40	2.2	1.0	1.8
納豆	82	6.8	4.0	0.3
ほうれんそうのお浸し	26	2.3	0.9	0.7
オレンジ	31	0.8	0.1	0.0

昼

●食欲のない時期にもあっさりとした和食で食欲アップ

主食	ごはん
主菜	さわらの塩焼き *variation* あじ（さば）のごま焼き *p.124*
副菜	だいこんとにんじんの煮物 *variation* じゃがいもとたまねぎの煮物
副菜	はるさめときゅうりの酢の物 *variation* こまつなのからし和え *p.112*

	E(kcal)	P(g)	F(g)	食塩(g)
ごはん	168	2.5	0.3	0.0
さわらの塩焼き	130	14.3	6.8	1.0
だいこんとにんじんの煮物	83	3.2	3.5	1.4
はるさめときゅうりの酢の物	71	0.4	1.1	0.3

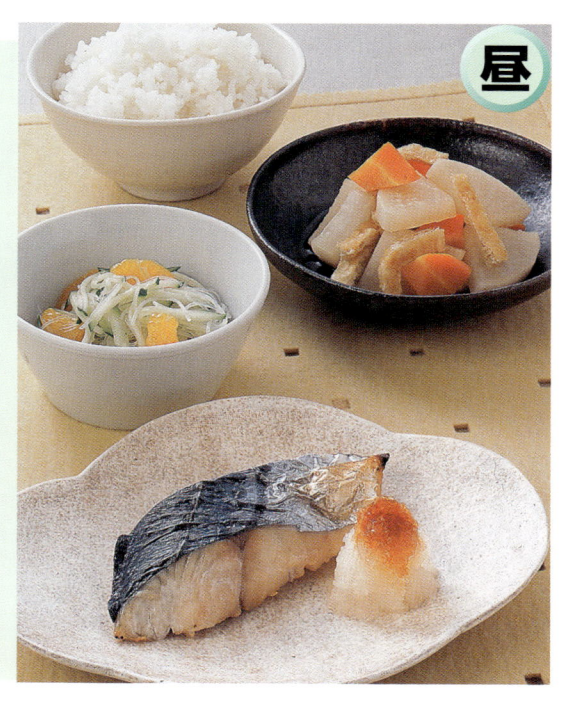

リウマチ，膠原病

リウマチ，膠原病

夕

● 鶏肉をハーブの香味でおいしさアップ

主食 ごはん

汁 おふの清し汁
variation きぬさやとたまねぎの清し汁

主菜 鶏肉のハーブ焼き
にんじんグラッセ添え
variation 豚もも肉のソテー

副菜 シーチキンと野菜のドレッシングサラダ
variation キャベツとチーズの野菜サラダ

	E（kcal）	P（g）	F（g）	食塩（g）
ごはん	168	2.5	0.3	0.0
おふの清し汁	16	1.4	0.3	1.0
鶏肉のハーブ焼き	149	15.5	6.4	0.9
シーチキンと野菜のドレッシングサラダ	146	4.8	12.5	0.4

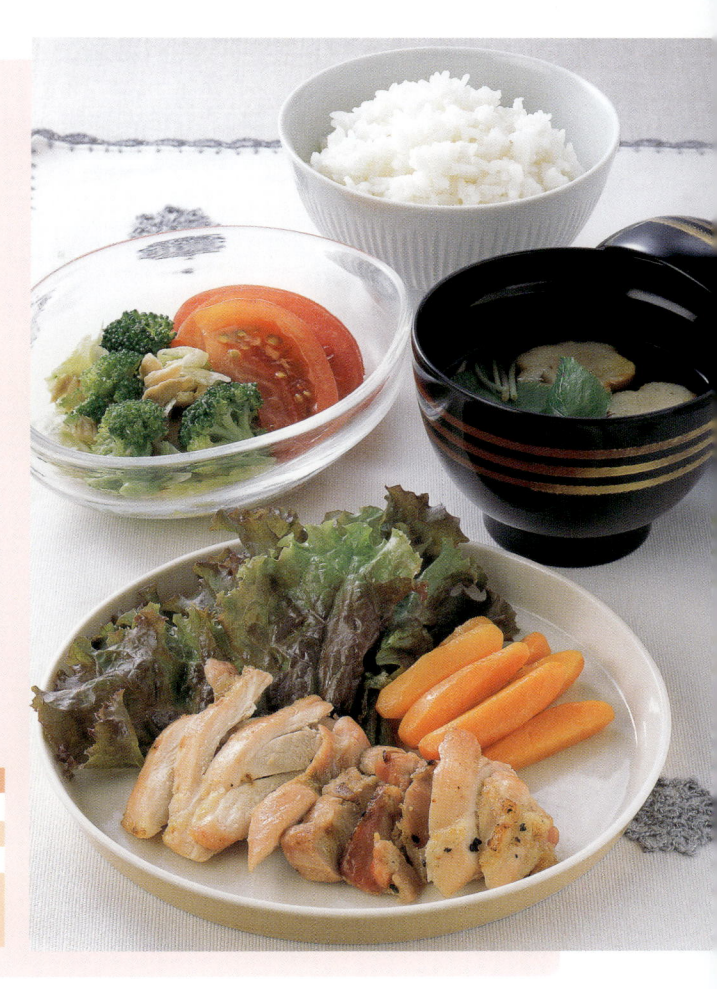

● ハーブ・香草の使い方

ハーブや香草は，肉や魚がもつ，特有のにおいを爽やかな香りで消し，さらに食欲を高めてくれます。生の葉を常備することはなかなかできませんが，乾物であればいつでも利用できます。ここでは，ハーブに加えて，日常的に使っている，みつばや青じそも加えました。これらも，食欲を高めてくれる香草です。

バジル	生の葉や，乾燥したものがある。トマトソースに加えたり，鶏肉にかけて焼いてもおいしい。辛みはなく，香りも強くないので使いやすく，淡泊な味の鶏肉や魚に合います。
タイム	肉料理，魚料理，コロッケ，トマト料理などによく使われます。用途はとりわけ広く，また，肉や魚のブイヨン（煮汁）をつくるときに使うブーケ・ガルニ（香草の束）には，ローレル，パセリなどとともに欠かせない材料です。
ローズマリー	生の葉や，乾物がある。香りが強いので，牛肉やさばのような食材に合います。
みつば	和風の料理にはもちろんのこと，サラダに生のままハーブのように使えます。葉を細かく切ることによって，より香りを強く出すことができます。
青じそ（大葉）	和・洋・中どの料理にも使用することができます。葉が軟らかいので，大きな葉の形のままでも利用できます。

食事計画｜献立例 2　　1,400 kcal

昼食，夕食には主菜，副菜を必ず組合せる

朝

献立	1人分材料・分量（目安量）	作り方
ごはん 主食	ごはん 120 g	
こまつなの みそ汁 汁	こまつな 40 g 油揚げ 10 g だし汁 150 g みそ 12 g	① こまつなは 2 cm 程に切る。 ② だし汁に①を入れ，細切りの油揚げを加えてひと煮立ちさせてみそを溶き入れる。
はくさいの ごま和え 副菜	はくさい 80 g あたりごま 1 g しょうゆ 5 g	① はくさいはゆがき，冷水に取ってしぼり，1〜2 cm 程に切る。 ② あたりごまとしょうゆで和える。
はんぺんの 煮物 副菜	はんぺん 40 g 長ねぎ 20 g しょうゆ 3 g 砂糖 2 g みりん 3 g	① はんぺんは一口大に切る。長ねぎは斜め細切りにする。 ② ①をしょうゆ，砂糖，みりんで煮る。
いちご デザート	いちご 80 g	

昼

献立	1人分材料・分量（目安量）	作り方
ごはん 主食	ごはん 120 g	
きんめだい の煮付け 主菜	きんめだい 70 g しょうゆ 10 g 砂糖 3 g 酒 5 g しょうが 5 g 生わかめ 15 g	① 鍋に適量の水，しょうゆ，砂糖，酒を入れ，煮立たせてからきんめだいとしょうがを入れる。 ② ①に落としぶたをしてじっくりと煮る。 ③ 最後にわかめを加えて添える。
かぼちゃの 煮物 副菜	かぼちゃ（西洋） 100 g だし汁 100 g みりん 6 g 酒 10 g しょうゆ 6 g 木の芽 1 枚	① かぼちゃは，種とわたを取り，一口大に切る。 ② だし汁で①を軟らかくなるまで煮て，調味料を加えてさらに煮る。
こまつなの からし和え 副菜	こまつな 60 g 砂糖 2 g しょうゆ 5 g からし（少々）	① こまつなは，2〜3 cm 長さに切り，ゆでて冷水にさらし，しぼる。 ② 調味料とからしを合わせて①を和える。
ヨーグルト デザート	ヨーグルト（加糖） 80 g	

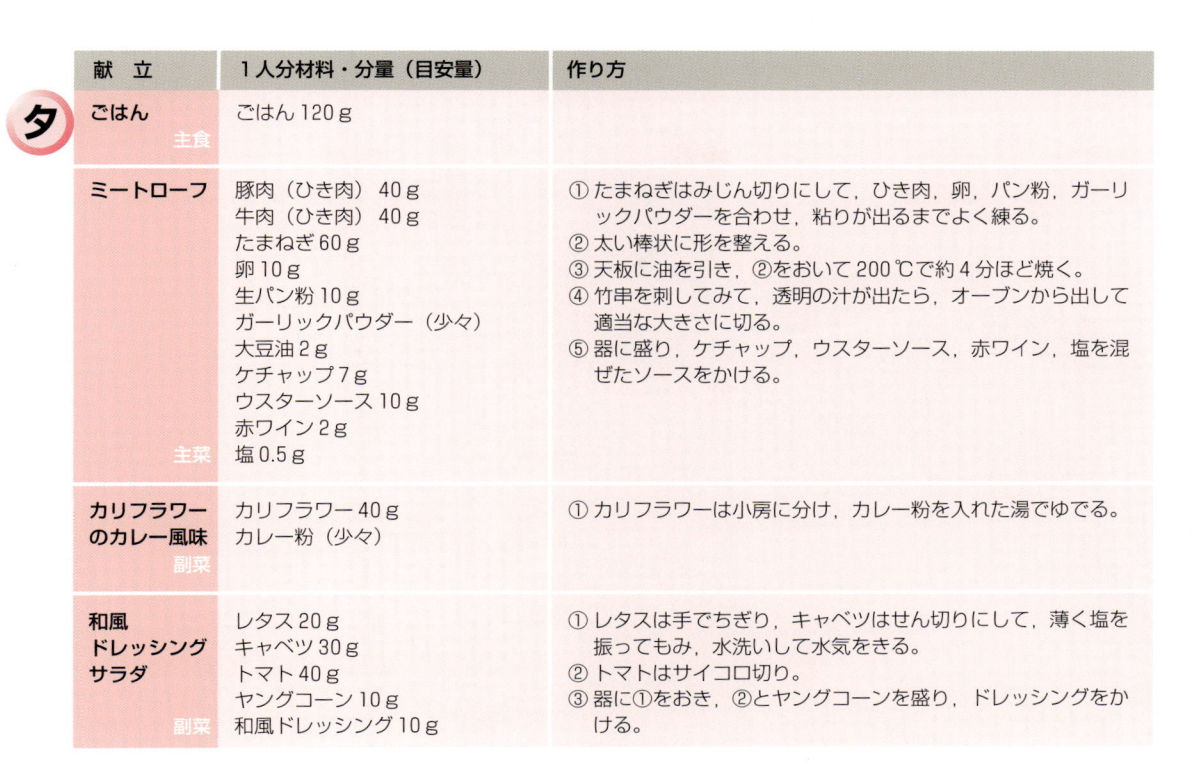

献立		1人分材料・分量（目安量）	作り方
夕	ごはん 主食	ごはん 120 g	
	ミートローフ 主菜	豚肉（ひき肉）40 g 牛肉（ひき肉）40 g たまねぎ 60 g 卵 10 g 生パン粉 10 g ガーリックパウダー（少々） 大豆油 2 g ケチャップ 7 g ウスターソース 10 g 赤ワイン 2 g 塩 0.5 g	① たまねぎはみじん切りにして、ひき肉、卵、パン粉、ガーリックパウダーを合わせ、粘りが出るまでよく練る。 ② 太い棒状に形を整える。 ③ 天板に油を引き、②をおいて200℃で約4分ほど焼く。 ④ 竹串を刺してみて、透明な汁が出たら、オーブンから出して適当な大きさに切る。 ⑤ 器に盛り、ケチャップ、ウスターソース、赤ワイン、塩を混ぜたソースをかける。
	カリフラワーのカレー風味 副菜	カリフラワー 40 g カレー粉（少々）	① カリフラワーは小房に分け、カレー粉を入れた湯でゆでる。
	和風ドレッシングサラダ 副菜	レタス 20 g キャベツ 30 g トマト 40 g ヤングコーン 10 g 和風ドレッシング 10 g	① レタスは手でちぎり、キャベツはせん切りにして、薄く塩を振ってもみ、水洗いして水気をきる。 ② トマトはサイコロ切り。 ③ 器に①をおき、②とヤングコーンを盛り、ドレッシングをかける。

● 練り製品の栄養価

朝の主菜や忙しいときの主菜として、練り製品は便利に使える食材です。全般的に、脂肪が少なく、食塩量が多いのが特徴です。

（100 gあたり）

	エネルギー量（kcal）	たんぱく質（g）	脂質（g）	食塩（g）
かまぼこ	95	12.0	0.9	2.5
はんぺん	94	9.9	1.0	1.5
さつま揚げ	139	12.5	3.7	1.9
竹輪	121	12.2	2.0	2.1
魚肉ソーセージ	161	11.5	7.2	2.1
鶏むね肉（皮なし）	121	24.4	1.9	0.1
まだい（養殖）	194	21.7	10.8	0.1

（五訂増補日本食品標準成分表より）

1日の栄養量

	E(kcal)	P(g)	F(g)	食塩(g)
朝	379	13.6	5.8	3.4
昼	538	24.2	7.4	3.6
夕	524	23.7	16.2	2.5
計	1,440	61.5	29.4	9.5

P：F：C P 17.1 F 18.4 C 64.5 ％

食事バランスガイド

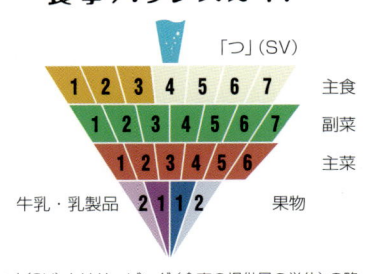

「つ」(SV)

主食 1 2 3 4 5 6 7
副菜 1 2 3 4 5 6 7
主菜 1 2 3 4 5 6
牛乳・乳製品 2　果物 1 2

「つ」(SV)とはサービング（食事の提供量の単位）の略

食事計画 | 献立例 2 | 1,400 kcal

朝

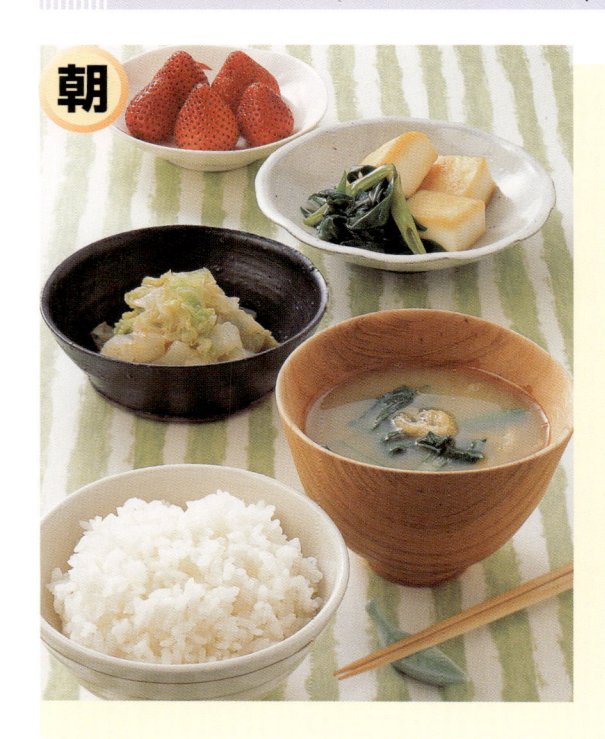

● 練り製品を使った手軽にできる朝ごはん

主食	ごはん
汁	こまつなのみそ汁 *variation* えのきたけとわかめのみそ汁
副菜	はくさいのごま和え *variation* チンゲンサイのソテー
副菜	はんぺんの煮物 *variation* たまご豆腐
デザート	いちご

	E(kcal)	P(g)	F(g)	食塩(g)
ごはん	202	3.0	0.4	0.0
こまつなのみそ汁	69	4.1	4.3	1.6
はくさいのごま和え	21	1.2	0.6	0.7
はんぺんの煮物	61	4.5	0.5	1.0
いちご	27	0.7	0.1	0.0

昼

● オーソドックスな和食で食欲アップ

主食	ごはん
主菜	きんめだいの煮付け *variation* たちうおの照り焼き *p.123*
副菜	かぼちゃの煮物 *variation* だいこんとにんじんの紅白煮
副菜	こまつなからし和え *variation* はくさいのピーナッツ和え
デザート	ヨーグルト *variation* バナナ豆乳 *p.128*

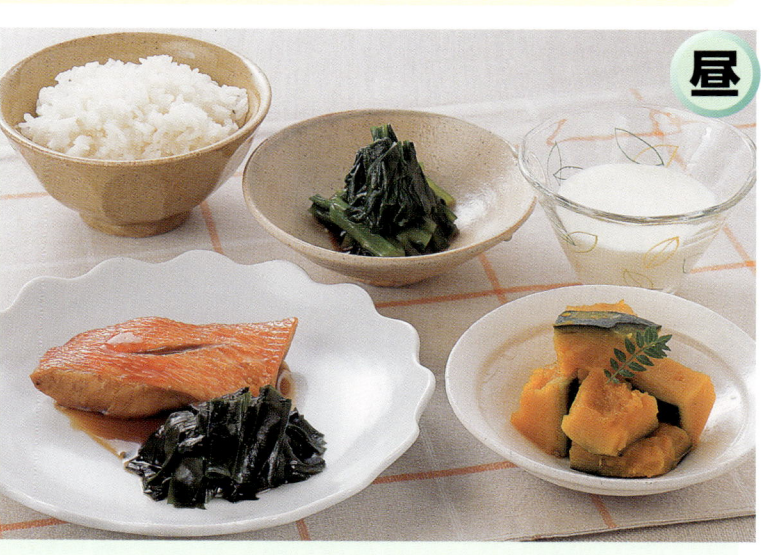

	E(kcal)	P(g)	F(g)	食塩(g)
ごはん	202	3.0	0.4	0.0
きんめだいの煮付け	139	13.6	6.4	1.7
かぼちゃの煮物	124	2.9	0.4	1.0
こまつなからし和え	20	1.3	0.1	0.7
ヨーグルト	54	3.4	0.2	0.2

リウマチ，膠原病

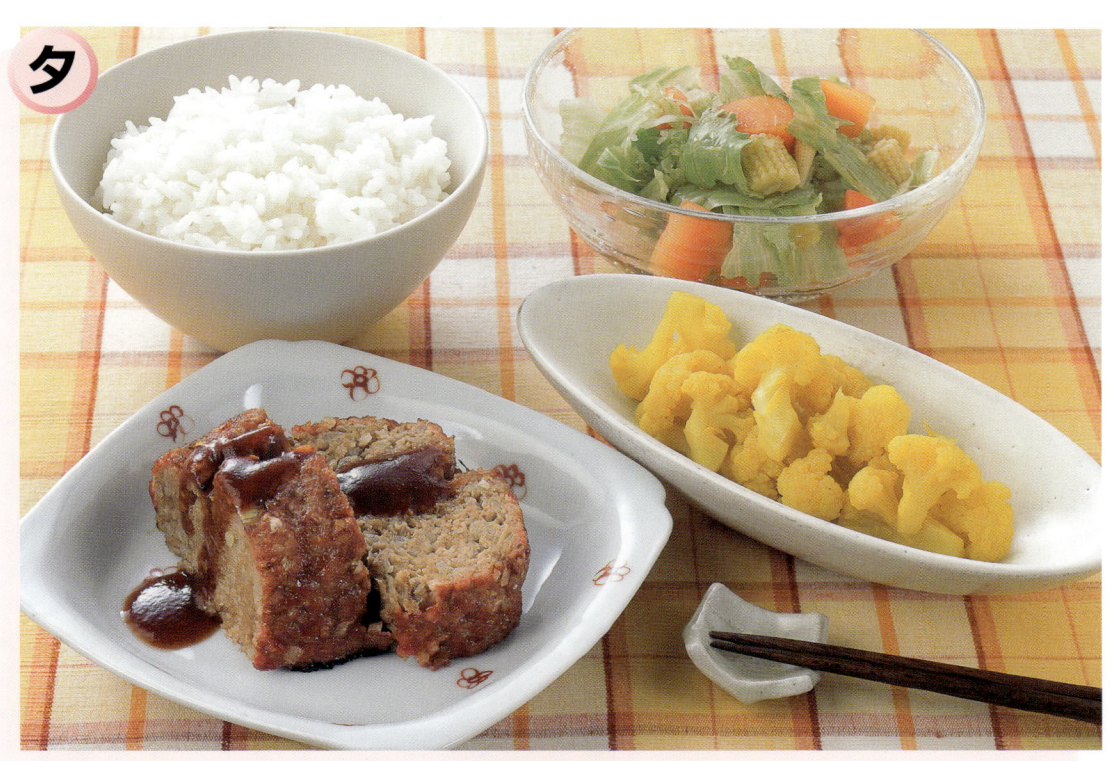

夕

● ミートローフとカレー風味でおいしさアップ

	E(kcal)	P(g)	F(g)	食塩(g)
ごはん	202	3.0	0.4	0.0
ミートローフ	283	18.2	15.7	1.8
カリフラワーのカレー風味	11	1.2	0.0	0.0
和風ドレッシングサラダ	28	1.3	0.2	0.7

主食 ごはん

主菜 ミートローフ
　　　variation　ハンバーグ

副菜 カリフラワーのカレー風味
　　　variation　ゆでブロッコリーレモン添え

副菜 和風ドレッシングサラダ
　　　variation　キャベツとトマトの野菜サラダ

● 間食に手軽に食べたい，乳・乳製品

　牛乳や乳製品はカルシウムが多く含まれているだけでなく，野菜の中のカルシウムより吸収されやすくなっています。
　ヨーグルトには果物が入っていたり，甘くなっていたりと，間食に手軽に食べられる物がいろいろあります。ヨーグルトは，牛乳の中のたんぱく質であるカゼインが酸によって固まったものなので，栄養成分は牛乳とほぼ同じですが，乳糖が乳酸になっているので，牛乳を飲むとお腹がゴロゴロしやすい人でも，ヨーグルトだったら大丈夫です。

	1食の目安		エネルギー量(kcal)	たんぱく質(g)	カルシウム(mg)
牛乳	1本	200g	134	6.6	220
低脂肪牛乳	1本	200g	92	7.6	260
プレーンヨーグルト	1食	100g	62	3.6	120
加糖ヨーグルト	1個	80g	54	3.4	96
ドリンクタイプヨーグルト	1本	180g	117	5.2	198
スライスチーズ	1枚	18g	61	4.1	113
6pチーズ	1個	20g	68	4.5	126

（五訂増補日本食品標準成分表より）

食事計画献立例2

食事計画 ｜ 献立例 3 　　　1,600 kcal

たまには朝食をパン食で，昼，夕食は魚と大豆製品の和食を

朝

献立	1人分材料・分量（目安量）	作り方
トースト 主食	食パン 90 g マーガリン 5 g	
たまねぎと にんじんの コンソメ スープ 汁	たまねぎ 20 g にんじん 10 g グリンピース（缶詰）5 g 固形コンソメ 2 g 水 150 g	① たまねぎは薄切りにする。 ② にんじんはせん切りにする。 ③ 150 gの水に固形コンソメを入れ，①と②を入れて煮る。 ④ 器に盛り，グリンピースを散らす。
スクランブル エッグ 主菜	卵 50 g 低脂肪牛乳 20 g 塩 0.3 g こしょう（少々） 大豆油 2 g トマトピューレ 15 g	① 卵を割りほぐし，牛乳，塩，こしょうを入れてよく混ぜる。 ② フライパンを熱し，薄く油を引いて①を流し入れてスクランブルエッグをつくる。 ③ 器に盛り，ピューレをかける。
キウイ デザート	キウイ 60 g	
牛乳 飲み物	牛乳 200 g	

昼

献立	1人分材料・分量（目安量）	作り方
ごはん 主食	ごはん 150 g	
あまだいの 西京焼き 主菜	あまだい 80 g 西京みそ 10 g みりん 3 g 酒 3 g 木の芽（少々）	① 西京みそ，みりん，酒を合わせ，あまだいを漬け込む。 ② ①を焼き，木の芽を添える。
さといもと にんじんの 煮物 副菜	さといも 60 g にんじん 20 g 生しいたけ 10 g うすくちしょうゆ 8 g 砂糖 3 g みりん 3 g だし汁 100 g	① さといもは皮をむき，半月切りにし，ゆがく。 ② にんじんは乱切りにする。 ③ 生しいたけは一口大に切る。 ④ ①，②，③をだし汁で炊き，調味料で味を調える。
はくさいと ほうれんそう の磯和え 副菜	はくさい 80 g ほうれんそう 20 g 焼きのり 1 g しょうゆ 3 g 糸かつお 0.5 g	① はくさい，ほうれんそうはゆがき，冷水に取り，しぼる。 ② はくさい，ほうれんそうを食べやすい大きさに切り，しょうゆ，のりと和える。 ③ ②に糸かつおをかける。

リウマチ，膠原病

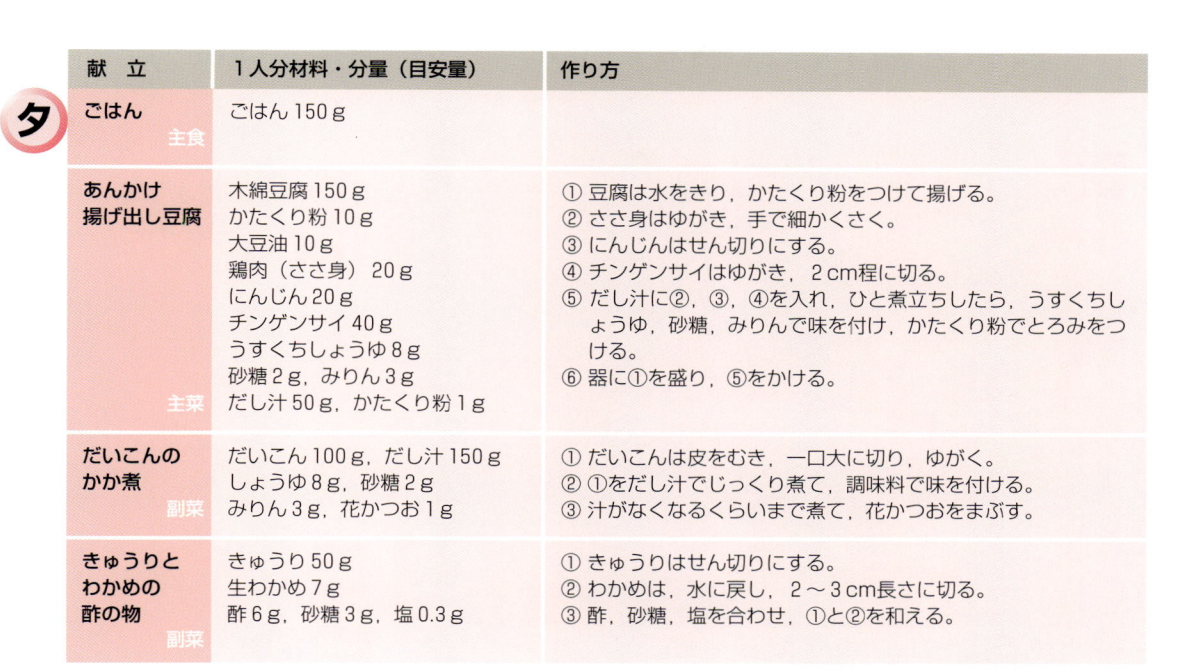

献立	1人分材料・分量（目安量）	作り方
夕 ごはん 主食	ごはん150g	
あんかけ 揚げ出し豆腐 主菜	木綿豆腐150g かたくり粉10g 大豆油10g 鶏肉（ささ身）20g にんじん20g チンゲンサイ40g うすくちしょうゆ8g 砂糖2g，みりん3g だし汁50g，かたくり粉1g	① 豆腐は水をきり，かたくり粉をつけて揚げる。 ② ささ身はゆがき，手で細かくさく。 ③ にんじんはせん切りにする。 ④ チンゲンサイはゆがき，2cm程に切る。 ⑤ だし汁に②，③，④を入れ，ひと煮立ちしたら，うすくちしょうゆ，砂糖，みりんで味を付け，かたくり粉でとろみをつける。 ⑥ 器に①を盛り，⑤をかける。
だいこんの かか煮 副菜	だいこん100g，だし汁150g しょうゆ8g，砂糖2g みりん3g，花かつお1g	① だいこんは皮をむき，一口大に切り，ゆがく。 ② ①をだし汁でじっくり煮て，調味料で味を付ける。 ③ 汁がなくなるくらいまで煮て，花かつおをまぶす。
きゅうりと わかめの 酢の物 副菜	きゅうり50g 生わかめ7g 酢6g，砂糖3g，塩0.3g	① きゅうりはせん切りにする。 ② わかめは，水に戻し，2～3cm長さに切る。 ③ 酢，砂糖，塩を合わせ，①と②を和える。

みその種類と特徴

みそは，使用する麹の種類によって，米みそ，豆みそ，麦みそに分けられています。また，みそは熟成によって色が濃くなるので，熟成する長さによって，白みそ・赤みそとなります。西京みそ（甘みそ）を除いて，食塩量は約10～13％で，しょうゆよりやや食塩量が少なくなっています。

	一般名	食品成分表名	食塩量(%)	特徴
米みそ	みそ（信州みそ）	淡色辛みそ	12.4	みその生産量の約1/3を占め，最も代表的なみそです。
	赤みそ	赤色辛みそ	13.0	仙台みそ・秋田みそなどがあります。熟成期間が長い，赤色の辛口みそです。
	西京みそ	甘みそ	6.1	米麹を多く使用し，甘味が強く食塩量の少ないみそ。短期熟成型のみそで長期保存には向きません。
豆みそ	八丁みそ	豆みそ	10.9	八丁みそのほかに，名古屋みそ，三州みそ，三河みそなどいろいろな呼称で呼ばれています。濃厚なうま味に加え，やや渋みと苦みがあります。「赤だしみそ」は，豆みそに，米みそを配合したものです。
麦みそ	九州麦みそ	麦みそ	10.7	淡い色で甘味があるみそです。温暖な気候のため熟成期間が短く，甘口のものが多くなっています。

1日の栄養量

	E(kcal)	P(g)	F(g)	食塩(g)
朝	571	23.4	23.2	2.9
昼	467	24.4	4.1	2.7
夕	610	22.6	17.4	3.1
計	1,648	70.4	44.7	8.7

P：F：C　P 17.1　F 24.4　C 58.5　％

食事バランスガイド

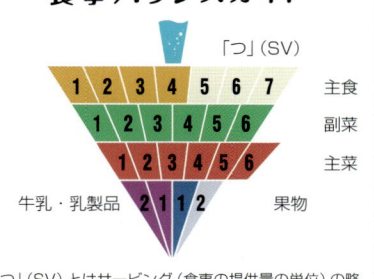

「つ」(SV) 主食 1 2 3 4 5 6 7
副菜 1 2 3 4 5 6
主菜 1 2 3 4 5 6
牛乳・乳製品 2 1 1 2 果物

「つ」(SV)とはサービング（食事の提供量の単位）の略

食事計画献立例3

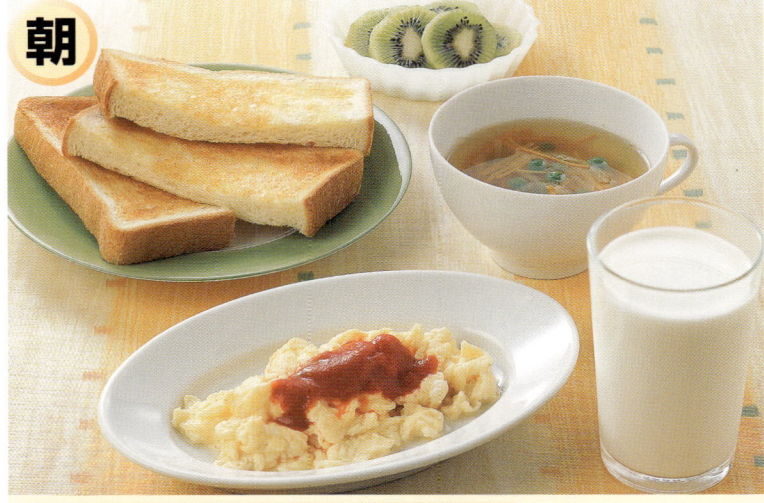

食事計画 | 献立例 3　　　1,600 kcal

朝

●こんがり焼いた食パンをスープで楽しむ朝食です

- 主食：トースト
- 汁：たまねぎとにんじんのコンソメスープ
  - *variation* レタスとにんじんのスープ
- 主菜：スクランブルエッグ
  - *variation* ハムエッグ
- デザート：キウイ
- 飲み物：牛乳

	E(kcal)	P(g)	F(g)	食塩(g)
トースト	276	8.4	8.0	1.2
たまねぎとにんじんのコンソメスープ	21	0.6	0.1	0.9
スクランブルエッグ	109	7.2	7.4	0.6
キウイ	32	0.6	0.1	0.0
牛乳	134	6.6	7.6	0.2

昼

●京料理で食欲アップを

- 主食：ごはん
- 主菜：あまだいの西京焼き
  - *variation* あじのごま焼き　p.126
- 副菜：さといもとにんじんの煮物
  - *variation* とうがんとこえびのくず引き　p.128
- 副菜：はくさいとほうれんそうの磯和え
  - *variation* ほうれんそうとエリンギのごま和え　p.127

	E(kcal)	P(g)	F(g)	食塩(g)
ごはん	252	3.8	0.5	0.0
あまだいの西京焼き	123	16.0	3.2	0.8
さといもとにんじんの煮物	72	2.5	0.3	1.5
はくさいとほうれんそうの磯和え	21	2.1	0.2	0.4

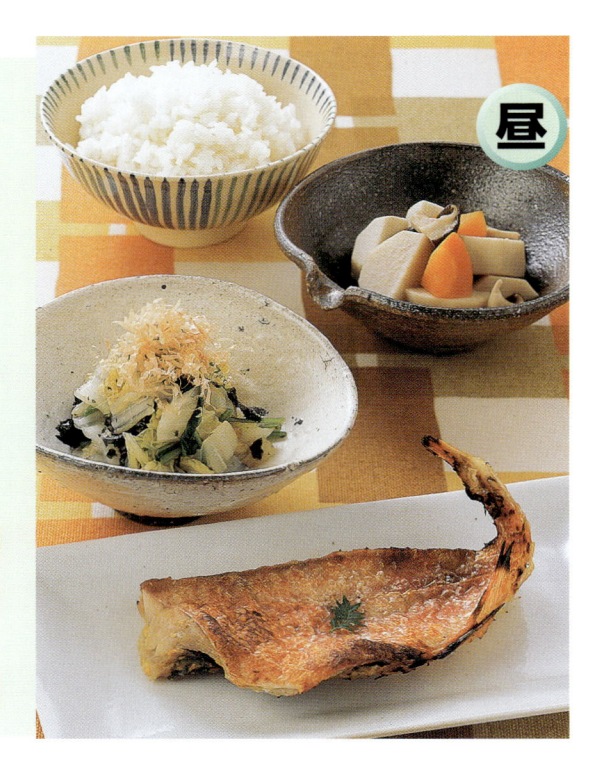

リウマチ，膠原病

夕

● 揚げ出し豆腐の水きりは十分にしましょう

主食	ごはん
主菜	あんかけ揚げ出し豆腐 variation　すずきの木の芽焼き　*p.126*
副菜	だいこんのかか煮 variation　れんこんのかか煮
副菜	きゅうりとわかめの酢の物 variation　しゅんぎくのごまマヨネーズ和え　*p.128*

	E（kcal）	P（g）	F（g）	食塩（g）
ごはん	252	3.8	0.5	0.0
あんかけ揚げ出し豆腐	289	15.6	16.6	1.4
だいこんのかか煮	47	2.6	0.3	1.3
きゅうりとわかめの酢の物	22	0.6	0.1	0.4

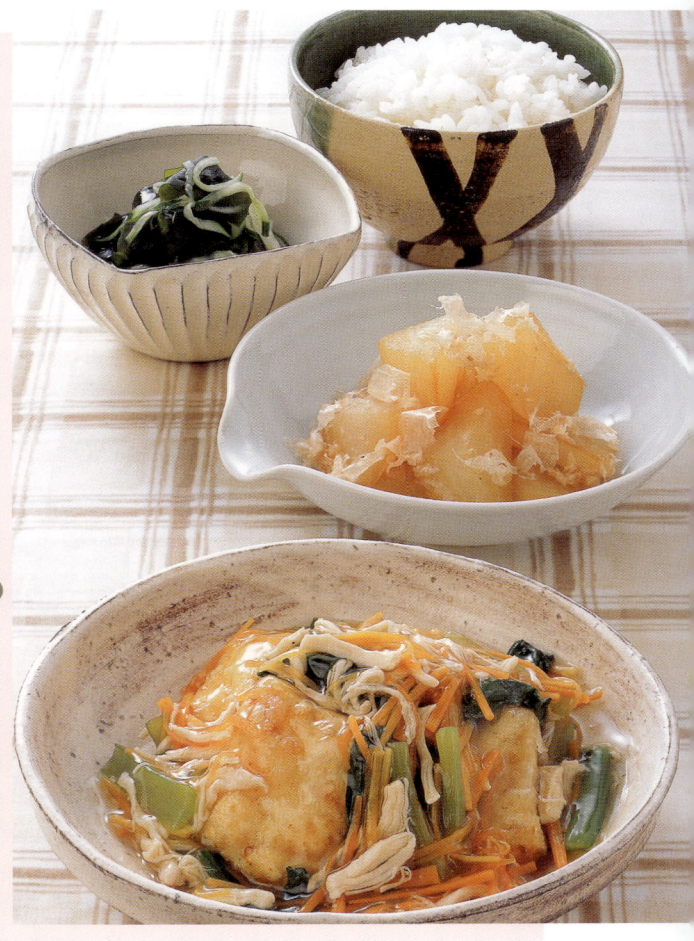

● 主食のエネルギー

主食のエネルギー量は，1日の摂取エネルギーによって変わってきます。
一般的に，1,600〜1,800kcalでは，主食の1日合計は目安量が4〜5SV（つ）になります。
高齢者で，1日1,200〜1,500kcalの場合は，主食の合計目安量は3SV（つ）程度と少なくなります。
それに対して，主菜や副菜はあまり少なくならないように気をつけましょう。

			エネルギー量（kcal）	炭水化物（g）	主食（SV）
ごはん	茶碗軽く1杯	100g	168	37.1	1つ
	茶碗1杯	150g	252	55.6	1.5つ
	市販おにぎり	100g	168	37.1	1つ
	冷凍焼きおにぎり小	50g	84	18.5	0.5つ
食パン	8枚切り1枚	45g	119	21.0	0.5つ
	6枚切り1枚	60g	158	28.0	1つ
ロールパン	2個	60g	190	29.2	1つ
めん類	うどん1玉	230g	241	49.7	1.5つ
	焼きそば	150g	297	57.6	1.5つ
	ラーメン	120g	337	66.8	2つ

食事計画献立例3

組合せ料理例

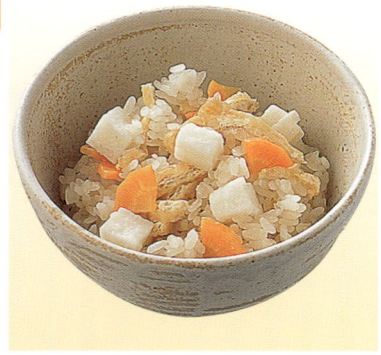

主食

やまいものかやくごはん

材料・分量（目安量）

米	100 g	うすくちしょうゆ	5 g
だし汁	80 g	みりん	3 g
ながいも	40 g	酒	3 g
油揚げ	10 g	塩	0.3 g
にんじん	10 g		

作り方

① 米は洗って，分量のだし汁にしばらく浸しておく。
② ながいもは，皮をむき，1cm角位に切り，酢水に浸す。
③ 油揚げは，細く切り，にんじんはいちょう切りにする。
④ ①の中に②，③および調味料を入れ，ひと混ぜして炊く。

E(kcal)	P(g)	F(g)	食塩(g)
438	9.2	4.3	1.1

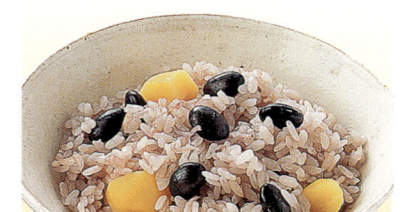

●ながいもは放置すると変色するので酢水に浸して変色を防止します。

黒豆ごはん

材料・分量（目安量）

米	100 g	くり（甘露煮）	10 g
黒豆	20 g	しらす干し	5 g
だし汁	110 g	酒	10 g
砂糖	1 g	塩	0.7 g

作り方

① 黒豆は布巾で汚れをふき取り，フライパンに入れ弱火でゆっくり焦がさないように炒める。表面の皮が少し破れたら，砂糖を溶かしただし汁に漬ける。
② 甘露煮のくりは，熱湯をかけて甘みを洗い流し，水気をふく。
③ 炊飯器に洗った米を入れ，黒豆の漬け汁，黒豆，しらす干しを加えて全体にさっと混ぜ合わせ炊く。
④ 炊きあがったらくりを加え，10～15分そのまま蒸らし，ほぐすように全体を混ぜて水分をとばす。

E(kcal)	P(g)	F(g)	食塩(g)
492	16.0	5.0	1.1

●黒豆は，いらずに3倍量の水に一晩漬け，しわがすっかりのびて楕円形になってからゆでたものを使ってもできます。黄大豆，青大豆でも応用できます。

夏野菜のひやむぎ

材料・分量（目安量）

ひやむぎ	80 g	大豆油	5 g
（ゆでて	220 g）	めんつゆ（ストレート）	100 g
かぼちゃ（西洋）	20 g	青じそ	1 g
きゅうり	20 g	しょうが	3 g
なす	30 g	いりごま	1 g
トマト	30 g		

作り方

① きゅうりは軽く洗って輪切りにし水にさらし，トマトは薄いくし形に切る。
② しょうがはおろし，青じそはせん切りにする。
③ ひやむぎをたっぷりのお湯でゆでた後水で洗い，ざるに取って水気をきる。
④ なすはへたを取り，4つに切って水にさらしてあくを取る。
⑤ かぼちゃは，わたと種を取り，3～5mm程の厚さに切る。
⑥ フライパンに油を熱し，なすとかぼちゃの両面を焼く。
⑦ 器にひやむぎを盛り①と⑥を盛りつけ，めんつゆと②ごまの薬味を添える。

●野菜類は天ぷらにしてもおいしくできます。

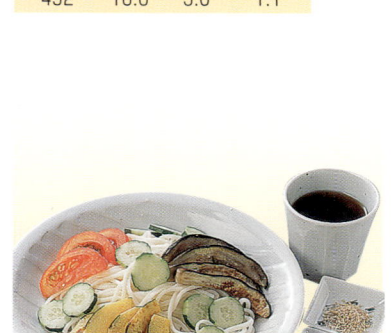

E(kcal)	P(g)	F(g)	食塩(g)
410	11.3	6.6	3.7

リウマチ，膠原病

油揚げとみょうがのみそ汁

材料・分量（目安量）

みそ	8 g	みょうが	5 g
油揚げ	5 g	だし汁	150 g

作り方
① 油揚げは細く，みょうがは薄切りにする。
② だし汁を煮立たせ細く切った油揚げを入れ，みそを溶きながら入れる。
③ ②を椀に入れ，薄切りのみょうがを浮かす。

● みょうがはシャキシャキ感が残るよう食べる直前に入れます。

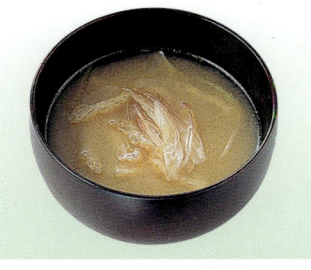

E(kcal)	P(g)	F(g)	食塩(g)
37	2.1	2.3	1.1

しめじの清し汁

材料・分量（目安量）

しめじ	10 g	うすくちしょうゆ	3 g
車ふ	2 g	だし汁	150 g

作り方
① しめじは，石づきを切り落として，小房に分ける。
② 車ふは水に戻す。
③ だし汁に①を入れてひと煮立ちさせてから，②っを入れうすくちしょうゆで味を調える。

● しめじは大ぶりのものよりやや小ぶりのものを。また，えのきたけでも応用できます。

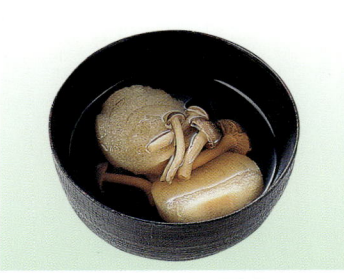

E(kcal)	P(g)	F(g)	食塩(g)
13	1.2	0.3	0.6

かきたま汁

材料・分量（目安量）

カットわかめ	0.5 g	うすくちしょうゆ	3 g
卵	10 g	だし汁	150 g
万能ねぎ	10 g		

作り方
① だし汁をうすくちしょうゆで味を調える。
② 万能ねぎは小口切りにする。
③ わかめは水に戻す。
④ ①に②と③を入れ，ひと煮立ちさせてから，溶き卵を流し入れる。

● 具材にはほうれんそう，こまつな，きぬさやなどの青物も使えます。

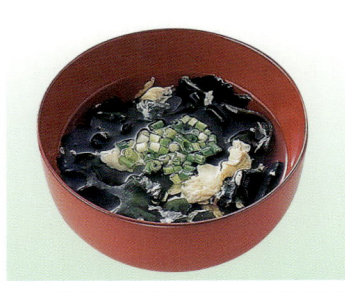

E(kcal)	P(g)	F(g)	食塩(g)
22	1.8	1.2	0.8

かぶの豆乳ポタージュ

材料・分量（目安量）

かぶ	40 g	洋風だし	100 g
かぶの葉	5 g	ごはん	10 g
たまねぎ	20 g	豆乳	50 g
オリーブ油	2 g	塩	0.3 g

作り方
① かぶは皮をむき薄く切り，たまねぎも薄切りにする。
② ①をオリーブ油で炒める。
③ 洋風だしに①と②とごはんを混ぜてミキサーにかける。
④ ③を鍋にもどし，豆乳，塩を加え，ひと煮立ちさせる。
⑤ かぶの葉を湯がき，細かく切って浮かせる。

● かぶの代わりにだいこんを用いてもできます。かぼちゃやにんじんを使うと色の変化が楽しめます。

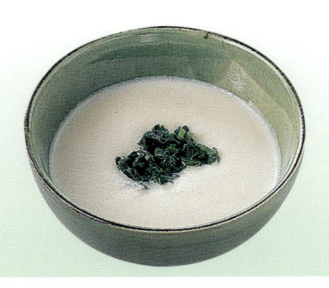

E(kcal)	P(g)	F(g)	食塩(g)
81	3.9	3.1	0.8

組合せ料理例

組合せ料理例

主菜

マスタードチキンフライ

材料・分量（目安量）

鶏肉（ささ身）	60 g	大豆油	6 g
塩	0.3 g	レタス	20 g
からし（粉）	0.5 g	トマト	40 g
小麦粉	5 g	レモン	15 g
卵	5 g	塩	0.3 g
生パン粉	10 g		

作り方

① ささ身はすじを取り観音開きにして薄く塩をする。
② 小麦粉と粉からしを混ぜる。
③ ①に②，溶き卵，パン粉の順に付けて油で揚げる。
④ レタスは洗って手でちぎる。
⑤ トマトはへたを取りくし形に切る。レモンは1/8に切る。
⑥ ③を食べやすく切って器に盛り④，⑤を添える。野菜に塩を振る。

● 鶏肉のたんぱく質は，他の肉に比べて軟らかく淡白で消化がよいです。

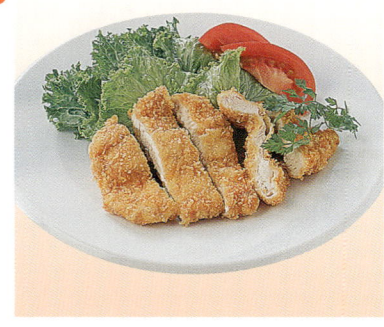

E(kcal)	P(g)	F(g)	食塩(g)
202	17.0	8.0	0.8

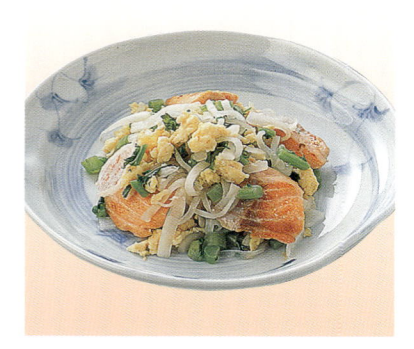

だいこんとさけのたまご炒め

材料・分量（目安量）

さけ（生）	60 g	だいこんの葉	20 g
塩	0.3 g	塩	0.1 g
だいこん	50 g	こしょう	（少々）
卵	25 g	大豆油	2 g

作り方

① さけに薄塩をして一口大に切りフライパンで両面焼く。
② だいこんはせん切り塩もみしてしぼる。
③ 卵はいりたまごにしてフライパンから出しておく。
④ ①の中に②を入れ細かく切っただいこんの葉も入れて炒め，塩，こしょうで味をつけ③を入れ混ぜる。

● さけは一口大に切り，くずさないように炒めます。

E(kcal)	P(g)	F(g)	食塩(g)
150	17.2	7.1	0.6

さわらと野菜のガーリック焼き

材料・分量（目安量）

さわら	80 g	しょうゆ	5 g
塩	0.5 g	オリーブ油	3 g
こしょう	（少々）	にんにく	2 g
赤ピーマン	20 g		
黄ピーマン	10 g		

作り方

① さわらに塩，こしょうをする。
② ピーマンはへたと種を取り，食べやすい大きさに輪切りにする。にんにくはスライスする。
③ しょうゆ，オリーブ油，にんにくをよく混ぜ①と②を10分ほど漬け込む。温めておいたオーブンで20分焼く。
（途中焼けたピーマンを先に取り出す）

● にんにくの香りで食欲をアップ。さばやあじなどでもつくってみましょう。

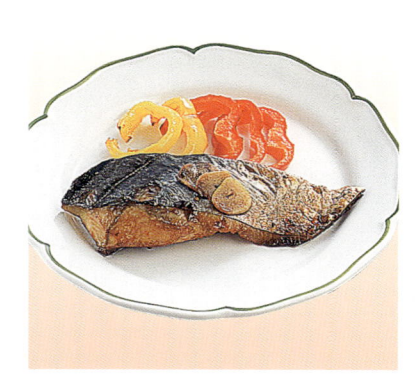

E(kcal)	P(g)	F(g)	食塩(g)
185	16.9	10.9	1.4

リウマチ，膠原病

サーモンムニエル

材料・分量（目安量）

さけ（生）	80 g	ブロッコリー	50 g
塩	0.5 g	ミニトマト	30 g
こしょう	（少々）	a ｛ 卵	15 g
小麦粉	7 g	たまねぎ	5 g
バター	5 g	マヨネーズ	10 g
レモン	10 g	塩	0.1 g
		こしょう	（少々）

作り方
① さけに塩，こしょうを振り，小麦粉をまぶす。
② レモンはくし形に切り，ブロッコリーは小房に分けてゆでておく。
③ フライパンにバターを熱し①を焼く。
④ 皿に盛り付け②とミニトマト，aでつくったタルタルソースを添える。

● さけは焼く前に余計な小麦粉を落とします。ムニエルのほかマヨネーズ焼きやワイン蒸しにしてもよいです。

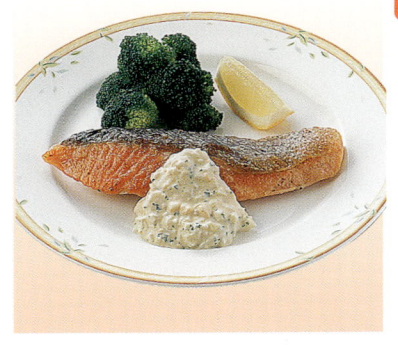

E(kcal)	P(g)	F(g)	食塩(g)
296	23.1	16.9	1.1

たちうおの照り焼き

材料・分量（目安量）

たちおうお	80 g	青じそ	1 g
しょうゆ	5 g	長ねぎ	7 g
酒	3 g		
みりん	3 g		

作り方
① しょうゆ，酒，みりんを合わせておく。
② たちうおは①に20分ほど浸しておく。
③ ②を焼き，残った付け汁を数回からませて焼き，照りを付ける。
④ 長ねぎは白髪ねぎにする。
⑤ 皿に青じそを敷いて③をのせ，上に④を盛り付ける。

● 魚は，調味料に漬け込むと焦げやすくなるので要注意。また，香辛料や香味野菜を用いてもおいしくできます。

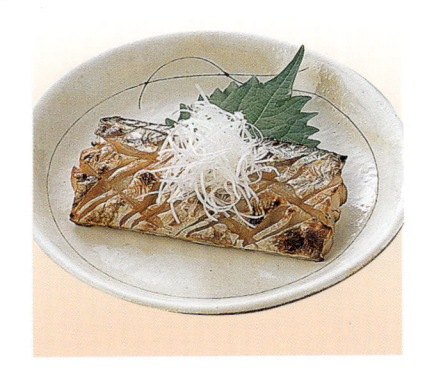

E(kcal)	P(g)	F(g)	食塩(g)
229	13.7	16.7	0.9

いわしの梅煮

材料・分量（目安量）

いわし	80 g	酒	8 g
しょうが	1 g	砂糖	3 g
梅干し（調味漬）	10 g（1個）	しょうゆ	8 g

作り方
① いわしはうろこと頭を順に取り，腹の骨の部分を切り落とし包丁または手で内臓をきれいにかき出す。
② 内臓と血合いを丁寧に流水で洗い流し，水気をふき取る。
③ 鍋に適量の水，酒，砂糖，しょうゆとしょうがの薄切りを入れて火にかけ，煮立たせる。
④ いわしを入れ，ちぎった梅干しを上に散らす。
⑤ 落としぶたをし，火を弱めて煮る。

● 梅はいわしの生臭さを消すとともに，いわしの中骨まで軟らかくします。

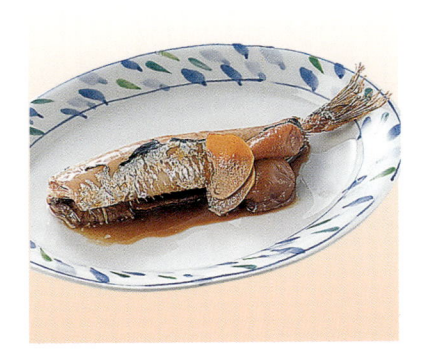

E(kcal)	P(g)	F(g)	食塩(g)
145	17.8	3.9	2.1

組合せ料理例

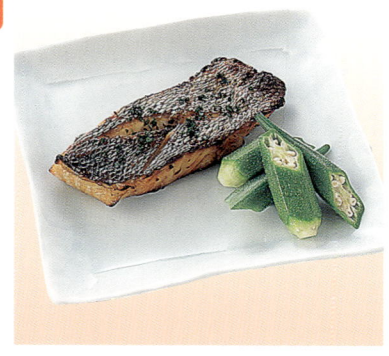

主菜

すずきの木の芽焼き

材料・分量（目安量）

すずき	80 g	オクラ	20 g
しょうゆ	7 g	木の芽	（適宜）
みりん	7 g		

作り方

① しょうゆとみりんを合わせすずきを20分ほど浸しておく。木の芽は刃たたきにする。
② オクラは色よくゆでておく。
③ すずきに①の付け汁を数回からませて焼き，照りをつけて焼きあげる。
④ 器にすずきをのせて木の芽をかけ，オクラを添える。

●すずきのほかにぶり，鶏肉でも応用できます。

E(kcal)	P(g)	F(g)	食塩(g)
126	16.8	3.4	1.2

はものおとし梅肉酢

材料・分量（目安量）

はも	80 g	梅びしお	15 g
だいこん	20 g	酢	5 g
青じそ	1 g	みりん	3 g

作り方

① はもは骨切りをし，一口大の大きさに切る。
② 熱湯にさっと通し，牡丹の花のように身が開いたら氷水に漬け，水気を取る。
③ だいこんはせん切りにして，けんをつくる。
④ 梅びしおに酢，みりんを加え，梅肉酢をつくる。
⑤ 器にだいこん，青じそ，はもを盛り付け，梅肉酢を添える。

●はもは骨切りしたものを用います。ゆで過ぎるとうま味がなくなるので注意します。からし酢みそでもおいしくいただけます。

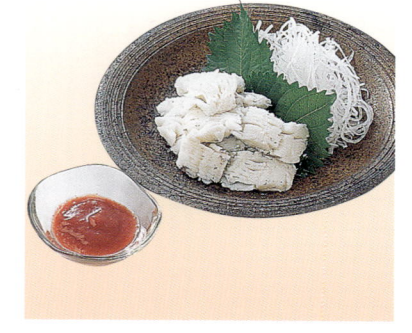

E(kcal)	P(g)	F(g)	食塩(g)
159	18.1	4.3	1.3

あじのごま焼き

材料・分量（目安量）

あじ（三枚おろし）	80 g	いりごま	15 g
酒	3 g	大豆油	2 g
しょうゆ	8 g	レタス	10 g
小麦粉	4 g	ミニトマト	20 g

作り方

① あじは三枚におろして，酒，しょうゆで下味を付ける。
② バットに倍の水で溶いた小麦粉を入れ，あじの身の側にだけ付けてごまをまぶす。
③ フライパンに油を熱し，②を皮側から焼く。焼き目がついたら裏返し，同様に焼く。
④ レタスは冷水につけ，シャキッとさせ水きりする。
⑤ 皿にレタスを敷き③を盛り，ミニトマトを添える。

●あじの代わりにいわしやさばでも。ごまはカルシウム，鉄も多く，骨粗鬆症や貧血の予防に役立ちます。

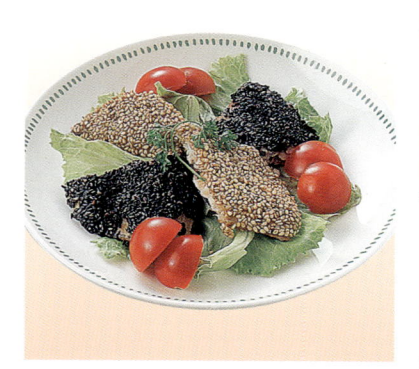

E(kcal)	P(g)	F(g)	食塩(g)
233	20.8	12.7	1.4

ポテトと野菜のグラタン

材料・分量(目安量)

じゃがいも	60 g	たまねぎ 20 g,	小麦粉 5 g
ブロッコリー	20 g	バター 3 g,	豆乳 100 g
トマト	30 g	固形コンソメ 2 g,	塩 0.3 g
しめじ 10 g, マカロニ 5 g			
ピザ用チーズ 12 g, バター 3 g			

作り方

① たまねぎはみじんに切りバターで炒め,小麦粉を加えてさらに炒め,固形コンソメ,豆乳,塩を加えて,弱火でよく混ぜ,ホワイトルーをつくる。
② じゃがいもは皮をむき1〜2cmの角切りにしゆがき,粉吹き状態とする。
③ ブロッコリーは小房に分けゆで,しめじは根を切り落としてさっとゆがく。
④ マカロニは軟らかくゆで,③とともに②に混ぜ合わせる。
⑤ グラタン皿にバターをぬり④を入れ,上に薄切りトマトとチーズをのせる。
⑥ オーブンを180℃に温め,⑤をチーズが溶けて少し焦げ目がつくまで焼く。

● ブロッコリーやトマトの代わりに,なすやカリフラワーなど季節の野菜でも応用しましょう。

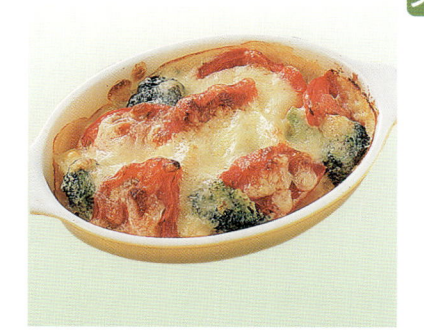

E(kcal)	P(g)	F(g)	食塩(g)
241	8.3	11.4	1.4

にんじんとおろしだいこんのサラダ

材料・分量(目安量)

にんじん	30 g	マヨネーズ	5 g
レモン汁	3 g	塩	0.2 g
だいこん	40 g	すりごま	1 g
ヨーグルト(加糖) 10 g			

作り方

① にんじんは2〜3cm長さのせん切りにして,レモン汁で和える。
② だいこんはすりおろしてから,しぼっておく。
③ ②とヨーグルト,マヨネーズ,塩,すりごまを合わせ,①を和える。

● にんじんの代わりにきゅうりでもつくれます。

E(kcal)	P(g)	F(g)	食塩(g)
67	1.1	4.4	0.3

ほうれんそうとエリンギのごま和え

材料・分量(目安量)

ほうれんそう	60 g	しょうゆ	3 g
エリンギ	20 g	すりごま	1 g

作り方

① ほうれんそうはゆがいて水に取り,しぼって3cm程の長さに切る。
② エリンギは手で裂いて,さっとゆでる。
③ ①と②をすりごまとしょうゆで和える。

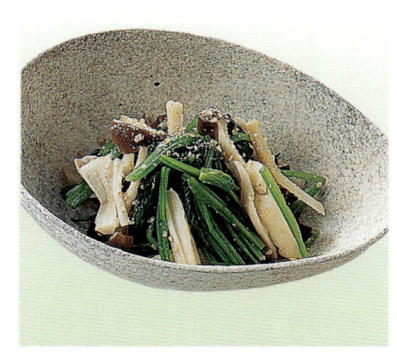

● ほうれんそうの代わりにみずなを使うと,シャキッとした歯ざわりになります。

E(kcal)	P(g)	F(g)	食塩(g)
25	2.5	0.9	0.4

組合せ料理例

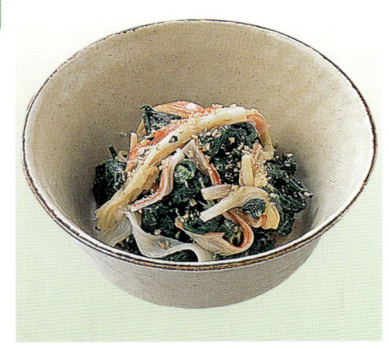

副菜

しゅんぎくのごまマヨネーズ和え

材料・分量（目安量）

しゅんぎく	60 g	しょうゆ	2 g
かに風味かまぼこ	15 g	砂糖	2 g
マヨネーズ	5 g	すりごま	0.5 g

作り方
① しゅんぎくはゆがいてから，しぼって2～3cm長さに切る。
② かに風味かまぼこはほぐす。
③ マヨネーズ，しょうゆ，砂糖，すりごまを合わせて，①と②と和える。

E(kcal)	P(g)	F(g)	食塩(g)
74	3.5	4.3	0.8

●しゅんぎくは，香味が強い場合にはこまつなに代えます。

はくさいとしめじの豆乳クリーム煮

材料・分量（目安量）

はくさい	80 g	洋風だし	80 g
しめじ	15 g	豆乳	50 g
スモークサーモン	10 g	かたくり粉	1 g
ブロッコリー	20 g	しょうが	5 g

作り方
① はくさいは，1cm幅位に切る。
② しめじは根を切り落とし，小房に分ける。
③ スモークサーモンは細く切る。
④ ブロッコリーは小房に分け，さっとゆがいておく。
⑤ 洋風だしに①，②，③，④を入れ，煮る。
⑥ ⑤が煮立ってから豆乳を加える。
⑦ 水溶きかたくり粉を加えとろみをつけ，しょうがのしぼり汁を加える。

E(kcal)	P(g)	F(g)	食塩(g)
69	7.4	1.8	0.8

●はくさいの代わりにかぶを用いてもおいしくできます。

とうがんとこえびのくず引き

材料・分量（目安量）

とうがん	80 g	だし汁	100 g
こえび	20 g	うすくちしょうゆ	7 g
生しいたけ	5 g	みりん	2 g
えだまめ	5 g	くず粉	1 g

作り方
① とうがんは，わたと種を取り，薄緑色が残る位薄く皮をむき，一口大に切る。
② しいたけは，1cm角に切り，えだまめはゆでてさやから出しておく。
③ 鍋にだし汁を入れて煮たて，①を加えひと煮たちしたら，うすくちしょうゆ，みりんを加え，弱火で軟らかくなるまで煮る。
④ こえび，しいたけを入れ，あくを取りながら2～3分煮立て，水溶きくず粉を加える。
⑤ 器に盛り，えだまめを散らす。
※ とうがんは，煮くずれしやすいので注意する。

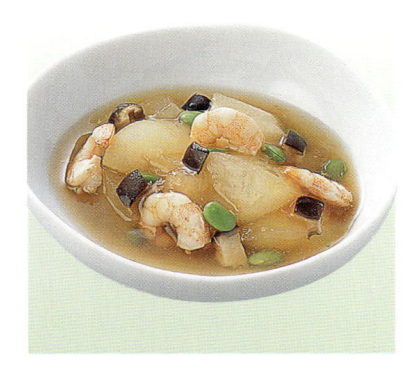

E(kcal)	P(g)	F(g)	食塩(g)
50	5.4	0.6	1.3

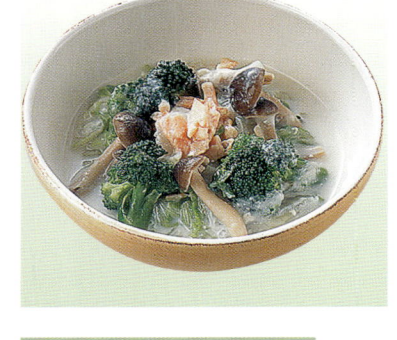

●こえびの代わりに鶏ひき肉や合ひき肉を用いてもおいしい一品です。

豆乳わらびもち

材料・分量（目安量）
わらび粉	15 g	きなこ	10 g
豆乳	80 g	砂糖	2 g
		塩	0.1 g

作り方
① わらび粉に少しずつ豆乳を加え，溶けたらこしながら鍋に入れる。
② 焦がさないように煮て，全体に透明感が出たらしぼり袋に入れる。
③ ボウルに氷と水を入れ，その中に一口大にしぼり出し，冷えたら水をきる。
④ きな粉に砂糖，塩を加え，よく混ぜる。
⑤ 器に③を盛り，④をかける。
●きな粉の代わりに，黒蜜なども合います。

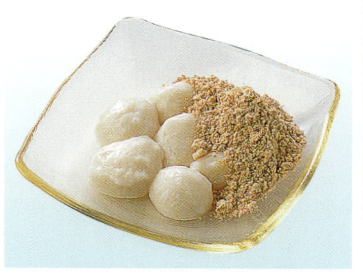

E(kcal)	P(g)	F(g)	食塩(g)
140	6.5	4.0	0.1

お米のブラマンジェ

材料・分量（目安量）
ゼラチン	1.5 g	砂糖	8 g
水	6 g	バニラエッセンス	（少々）
ごはん	10 g	生クリーム（植物性）	15 g
豆乳	40 g	みかん（缶詰）	15 g

作り方
① ごはんと豆乳をミキサーにかけ，鍋に砂糖と入れ火にかける。砂糖が溶けたら火を止め水にしとらせたゼラチンを加え粗熱が取れたらバニラエッセンスを入れる。
② 生クリームは氷水をあて，とろりとするまで泡立てる。
③ ①と②を合わせとろみがつくまで冷やし，みかんを加え型に入れ固める。
●ごはんのつぶつぶの食感を残します。果物はいろいろ応用できます。

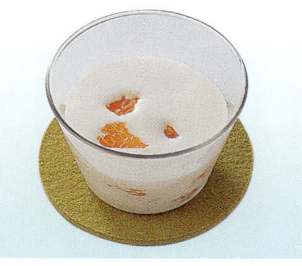

E(kcal)	P(g)	F(g)	食塩(g)
139	4.1	6.7	0.1

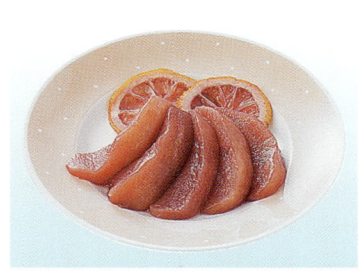

りんごの赤ワイン煮

材料・分量（目安量）
りんご	100 g	赤ワイン	30 g
レモン	5 g	砂糖	10 g

作り方
① りんごは，皮をむき芯を取って，縦に8等分する。
② レモンはよく洗い，薄い輪切りにする。
③ 鍋に赤ワイン，砂糖を入れて火にかけ，煮立ったら①②を加える。
④ 汁がなくなるまで煮詰め，そのまま冷やす。
⑤ 器に盛り付ける。
●りんごは煮くずれしやすいので注意しましょう。赤ワインによりこくや酸味が付与されおいしさを増します。

E(kcal)	P(g)	F(g)	食塩(g)
117	0.3	0.1	0.0

白玉団子

材料・分量（目安量）
白玉粉	20 g	塩	0.1 g
牛乳	20 g	黒すりごま	8 g
きな粉	7 g	砂糖	2 g
砂糖	2 g	塩	0.1 g

作り方
① 牛乳は人肌ほどに温め，白玉粉を手で細かくつぶして合わせる。
② 耳たぶくらいの軟らかさにして丸めてから平らにして沸騰した湯に入れる。
③ 浮き上がってしばらくしてから冷水につける。
④ きな粉，砂糖，塩と黒すりごま，砂糖，塩を混ぜた粉に③をつける。
●白玉団子はきな粉，黒すりごまのほか，青のり粉やくちなしでもおいしくできます。

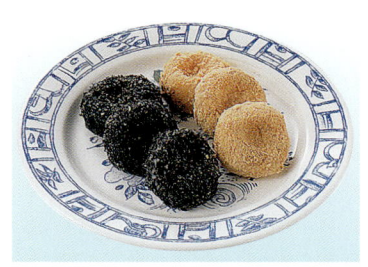

E(kcal)	P(g)	F(g)	食塩(g)
181	6.0	6.9	0.2

組合せ料理例

組合せ料理例

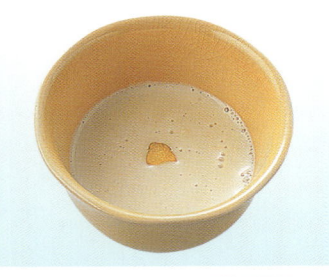

デザート・間食

ゆずの豆乳くず湯

材料・分量（目安量）

豆乳	100 g	ゆず（果汁）	3 g
くず粉	1 g	はちみつ	5 g
水	3 g	ゆず（果皮）	（適宜）

作り方
① 豆乳をわかし，はちみつ，ゆずのしぼり汁を混ぜる。
② 水溶きのくず粉を①に入れ，とろみをつける。
③ カップに②を入れ，ゆずの皮を浮かす。

● ゆずの代わりにオレンジやレモンも使えます。

E(kcal)	P(g)	F(g)	食塩(g)
65	3.6	2.0	0.0

バナナ豆乳

材料・分量（目安量）

バナナ	40 g	はちみつ	5 g
豆乳	150 g		

作り方
① バナナは皮をむき，一口大に切り分ける。
② 豆乳とともにミキサーにかける。
③ 均一に混ざったらコップに入れ，はちみつを加える。

● バナナの代わりに白桃や黄桃を用いてもおいしくできます。

E(kcal)	P(g)	F(g)	食塩(g)
118	5.9	3.1	0.0

りんごとにんじんのジュース

材料・分量（目安量）

りんご	100 g	レモン汁	5 g
にんじん	30 g	はちみつ	5 g
みかん（缶詰）	20 g		

作り方
① りんごとにんじんは皮をむき，薄切りにする。
② ①とみかんをジューサーにかける。
③ できあがったジュースにレモン汁とはちみつを加える。

● 粉ゼラチンで固め，ゼリー状にし冷してもおいしいデザートになります。

E(kcal)	P(g)	F(g)	食塩(g)
94	0.5	0.2	0.0

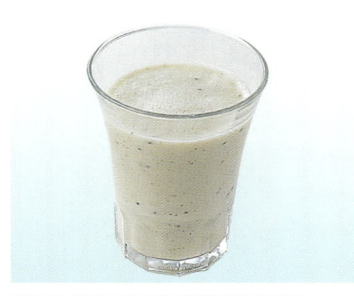

キウイのヨーグルトドリンク

材料・分量（目安量）

キウイ	50 g	砂糖	7 g
ヨーグルトドリンク	150 g		

作り方
① キウイは皮をむいて適当な大きさに切る。
② ヨーグルト，砂糖とともにミキサーにかける。

● キウイの代わりにネクタリンもヨーグルト味に合います。

E(kcal)	P(g)	F(g)	食塩(g)
151	4.9	0.8	0.2

料理さくいん　(デ間⇒デザート・間食を示す)

ごはん・パン・めん類（穀類）

■ごはん類
- うなぎごはん 主食 ……… 40
- うなぎ入りたまご丼 主食 ……… 76
- かきごはん 主食 ……… 77
- かき雑炊 主食 ……… 42
- 黒豆ごはん 主食 ……… 120
- しょうがごはん 主食 ……… 88
- すきやき丼 主食 ……… 84
- 全がゆのたまご丼 主食 ……… 42
- 全がゆのまぐろ丼 主食 ……… 37
- 中華がゆ 主食 ……… 42
- 椿すし 主食 ……… 41
- 天津丼 主食 ……… 40
- とろとろオムライス 主食 ……… 88
- とろろがゆ 主食 ……… 41
- まぐろたたき丼 主食 ……… 40
- ミルクリゾット 主食 ……… 41
- やまいものかやくごはん 主食 … 120
- ライスミルクスープ 汁 ……… 45
- 五分がゆ梅肉だれ その他 ……… 59

■パン類
- フレンチトースト 主食 ……… 36

■めん類
- 小田巻き蒸し 主食 ……… 80
- かきたまうどん 主食 ……… 28
- 夏野菜のひやむぎ 主食 ……… 120
- にしんそば 主食 ……… 88
- とろろそば 主菜 ……… 32
- そばぜんざい デ間 ……… 57

■その他
- おふの清し汁 汁 ……… 109

いも類

■さといも
- さといもとにんじんの煮物 副菜 ……… 116

■じゃがいも
- 牛肉のじゃがいも包み焼き 主菜 … 29
- さけポテト焼きあんかけ 主菜 … 51
- スパニッシュオムレツ 主菜 ……… 47
- じゃがいもとたまねぎのみそ汁 汁 ……… 76
- じゃがいものポタージュ 汁 ……… 46
- たらこサラダ 副菜 ……… 36
- ポテトと野菜のグラタン 副菜 … 125

- ソフトつくね・じゃがいも その他 ……… 60

■やまのいも
- とろろがゆ 主食 ……… 41
- とろろそば 主食 ……… 32
- やまいものかやくごはん 主食 … 120
- とろろそば 主菜 ……… 32
- まぐろ山かけ 主菜 ……… 77
- オクラとろろ 副菜 ……… 56
- やまいもの天ぷら 副菜 ……… 52
- ソフトつくね・やまといも その他 ……… 60

■その他
- ごま豆腐 副菜 ……… 93

豆・大豆製品

■だいず
- 揚げ出し豆腐 主菜 ……… 28
- あんかけ揚げ出し豆腐 主菜 … 117
- 空也蒸し 主菜 ……… 50
- 豆腐とたまごのいり煮 主菜 ……… 91
- 豆腐のかに泡雪あん 主菜 ……… 49
- 豆腐の野菜あんかけ 主菜 ……… 51
- マーボー豆腐 主菜 ……… 49
- 油揚げとみょうがのみそ汁 汁 … 121
- かぶの豆乳ポタージュ 汁 ……… 121
- 菊花豆腐のみぞれ汁 汁 ……… 37
- けんちん汁 汁 ……… 44
- だいずのカレーポタージュ 汁 … 45
- 豆腐の清し汁 汁 ……… 76
- しゅんぎくの白和え 副菜 ……… 93
- なめらか白和え 副菜 ……… 53
- はくさいとしめじの豆乳クリーム煮 副菜 ……… 126
- ゆばの煮もの 副菜 ……… 81
- 豆乳わらびもち デ間 ……… 127
- バナナ豆乳 デ間 ……… 128
- ゆずの豆乳くず湯 デ間 ……… 128
- ソフトつくね・豆腐 その他 ……… 60
- みそ汁のゼリー その他 ……… 59

■その他
- そばぜんざい デ間 ……… 57
- 黒豆ごはん 主食 ……… 120

野菜類

■アスパラ・アボカド
- なすとアスパラのピーナッツ和え 副菜 ……… 80

- まぐろとアボカドのわさびじょうゆ 主菜 ……… 51
- アボカドの天ぷら 副菜 ……… 32
- トマトとアボカドのサラダ 副菜 53

■オクラ
- オクラとろろ 副菜 ……… 56
- オクラもずく 副菜 ……… 28

■かぶ
- かぶの豆乳ポタージュ 汁 ……… 121
- たいの梅みそ焼き菊花かぶ添え 主菜 ……… 85
- はんぺんとかぶの軟らか煮 主菜 … 37

■かぼちゃ
- かぼちゃのスープ 汁 ……… 89
- かぼちゃの煮物 副菜 ……… 112
- 茶巾かぼちゃのくずあん 副菜 … 54
- かぼちゃのメープル風味 デ間 … 57

■キャベツ
- わかめとキャベツのみそ汁 汁 … 80
- キャベツのミモザ風 主菜 ……… 84
- キャベツの洋風煮浸し 副菜 ……… 29

■きゅうり
- きゅうりとわかめの酢の物 副菜 ……… 117
- きゅうりのからし漬 副菜 ……… 81
- はるさめときゅうりの酢の物 副菜 ……… 108

■こまつな・しゅんぎく
- こまつなのみそ汁 汁 ……… 112
- こまつなのからし和え 副菜 …… 112
- しゅんぎくのごまのマヨネーズ和え 副菜 ……… 126
- しゅんぎくの白和え 副菜 ……… 93

■だいこん
- だいこんとさけのたまご炒め 主菜 ……… 122
- だいこんとにんじんの煮物 副菜 ……… 108
- だいこんと干し貝柱のスープ煮 副菜 ……… 52
- だいこんのかか煮 副菜 ……… 117
- だいこんの野菜あんかけ 副菜 … 55
- なめたけおろし 副菜 ……… 76
- にんじんとおろしだいこんのサラダ 副菜 ……… 125

■たまねぎ
じゃがいもとたまねぎのみそ汁 汁 ……………………………………76
たまねぎとにんじんのコンソメスープ 汁 ………………………116
たまねぎとわかめのみそ汁 汁…108
鶏肉とたまねぎの蒸し物 主菜 …33
ソフトつくね・たまねぎ その他 60

■とうがん・トマト
とうがんとこえびのくず引き 副菜 ………………………………126
とうがんとツナのくず煮 副菜 …55
とうがんとにんじんのごまみそ煮 副菜 ………………………………36
トマトとアボカドのサラダ 副菜 53

■なす
なすとみょうがのみそ汁 汁 ……89
なすとひき肉のカレー煮 主菜 …49
揚げなすの土佐酢浸け 副菜 ……52
なすとアスパラのピーナッツ和え 副菜 ………………………………80
なすの揚げ煮 副菜 ………………93
なすの田楽 副菜 …………………32

■にんじん
たまねぎとにんじんのコンソメスープ 汁 ………………………116
にんじんポタージュ 汁 …………36
鶏肉のハーブ焼きにんじんのグラッセ添え 主菜 ……………109
和風ハンバーグにんじんグラッセ添え 主菜 …………………48
さといもとにんじんの煮物 副菜 116
さやいんげんとにんじんのピーナッツ和え 副菜 ……………94
だいこんとにんじんの煮物 副菜 108
とうがんとにんじんのごまみそ煮 副菜 ………………………………36
にんじんとおろしだいこんのサラダ 副菜 …………………………125
ほうれんそうとにんじんのごま和え 副菜 ……………………………77
りんごとにんじんのジュース デ間 ……………………………………128

■はくさい・ブロッコリー
はくさいとしめじの豆乳クリーム煮 副菜 …………………………126
はくさいとほうれんそうの磯和え 副菜 ……………………………116

はくさいと肉団子の中華スープ煮 副菜 ………………………………53
はくさいのクリーム煮 副菜 ……54
はくさいのごま和え 副菜 ……112
はくさいの信田巻き 副菜 ………85
ゆでブロッコリー 副菜 …………85

■ほうれんそう
さけとほうれんそうのかゆ 主食 33
ほうれんそうのクリームスープ 汁 ……………………………………46
はくさいとほうれんそうの磯和え 副菜 ……………………………116
ほうれんそうとエリンギのごま和え 副菜 …………………………125
ほうれんそうとにんじんのごま和え 副菜 ……………………………77
ほうれんそうと竹輪のさっと煮 副菜 …………………………………80
ほうれんそうのお浸し 副菜 …108
ほうれんそうの白和え 副菜 ……37

■その他・野菜全般
夏野菜のひやむぎ 主食 ………120
油揚げとみょうがのみそ汁 汁 121
具だくさんのみそ汁 汁 …………29
けんちん汁 汁 ……………………44
じゅんさいのみそ汁 汁 …………89
ほうとう風みそ汁 汁 ……………44
ミネストローネスープ 汁 ………44
野菜のチャウダー 汁 ……………43
吉野汁 汁 …………………………89
さわらと野菜のガーリック焼き 主菜 ………………………………122
天ぷら盛り合わせ 主菜 …………90
豆腐の野菜あんかけ 主菜 ………51
オクラ・みつば・みょうがの和え物 副菜 ……………………………84
カリフラワーのカレー風味 副菜 ………………………………………113
シーチキンと野菜のドレッシングサラダ 副菜 ……………………109
なめらか白和え 副菜 ……………53
ねぎのとろとろ煮（ブレゼ） 副菜 …………………………………54
ポテトと野菜のグラタン 副菜 125
モロヘイヤのお浸し 副菜 ………33
野菜サラダのゼリー寄せ 副菜 …56
ゆりねの梅肉和え 副菜 …………81
わかめとレタスの酢みそ和え 副菜 ……………………………………94
和風ドレッシングサラダ 副菜 113

果実類

いちごのモスコビー デ間 ………96
キウイのヨーグルトドリンク デ間 ……………………………………128
グレープフルーツゼリー デ間 …81
サワークリームのアプリコットジャムかけ デ間 …………………58
バナナケーキ デ間 ………………57
バナナソテー デ間 ………………95
バナナ豆乳 デ間 ………………128
フルーツポンチ風 デ間 …………96
マンゴーとバナナのクリーム和え デ間 ……………………………58
もものムース デ間 ………………58
りんごとにんじんのジュース デ間 ……………………………………128
りんごのムース デ間 ……………95
りんごのレモン煮 デ間 …………57
りんごの赤ワイン煮 デ間 ……127
りんごジュースのゼリー その他 ………………………………………59

きのこ・海藻類

■きのこ類
赤だし 汁 …………………………28
しめじの清し汁 汁 ……………121
なめたけおろし 副菜 ……………76
なめこのおろし和え 副菜 ………55
はくさいとしめじの豆乳クリーム煮 副菜 …………………………126
ほうれんそうとエリンギのごま和え 副菜 …………………………125

■海藻類
たまねぎとわかめのみそ汁 汁…108
わかめとキャベツのみそ汁 汁… 80
オクラもずく 副菜 ………………28
きゅうりとわかめの酢の物 副菜 117
もずく寒天 副菜 …………………56
もずく酢 副菜 ……………………76
わかめとレタスの酢みそ和え 副菜 ……………………………………94

魚介類

■あさり・あじ・いわし
あさりのみそ汁 汁 ………………85
あさりの酒蒸し 主菜 ……………91
あじのごま焼き 主菜 …………124
さんが焼き 主菜 …………………47

料理さくいん 131

つみれ汁 汁 ……………………44
いわしの梅煮 主菜 …………123

■うなぎ・えび
うなぎごはん 主食 ……………40
うなぎ入りたまご丼 主食 ………76
とうがんとこえびのくず引き 副菜
　　　　　　　　　　　……126

■かき
かきごはん 主食 ………………77
かき雑炊 主食 …………………42
かきの中華風衣揚げ 主菜 ……92
かきのしょうが煮 副菜 …………94

■かじき・かつお・かれい
かじきのフライ風 主菜 …………81
かつおのすり流し 汁 …………46
かつおのたたき 主菜 …………91
温泉かれいのあぶり 主菜 ……80
かれい煮付けオクラ添え 主菜 …36
むきがれいのくず煮 主菜 ……50

■さけ
さけとほうれんそうのかゆ 主食 33
さけの粕汁 汁 …………………43
サーモンムニエル 主菜 ………123
さけポテト焼きあんかけ 主菜 …51
だいこんとさけのたまご炒め 主菜
　　　　　　　　　　　……122

■さば・さわら・すずき
さばのみそ煮 主菜 ……………47
さわらの塩焼き 主菜 …………108
さわらと野菜のガーリック焼き
　　主菜 …………………122
すずきの木の芽焼き 主菜 ……124

■たい・にしん
たいの梅みそ焼き菊花かぶ添え
　　主菜 ……………………85
にしんそば 主食 ………………88

■ほたて
ほたてのしんじょ汁 汁 …………45
だいこんと干し貝柱のスープ煮
　　副菜 ……………………52
ほたてのムース その他 ………59

■まぐろ・ます
全がゆのまぐろ丼 主食 ………37
まぐろたたき丼 主食 …………40
まぐろ山かけ 主菜 ……………77

まぐろとアボカドのわさびじょうゆ
　　主菜 ……………………51
ますの甘塩焼き 主菜 …………76

■その他・魚介類全般
はんぺんと絹さやの清し汁 汁 …84
中華がゆ 主食 …………………42
椿すし 主食 ……………………41
あまだいの西京焼き 主菜 ……116
銀むつの西京漬 主菜 …………28
きんめだいの煮付け 主菜 ……112
たちうおの照り焼き 主菜 ……123
天ぷら盛り合わせ 主菜 ………90
はものおとし梅肉酢 主菜 ……124
はんぺんとかぶの軟らか煮 主菜
　　　　　　　　　　　………37
たらこサラダ 副菜 ……………36
はんぺんの煮物 副菜 …………112

■肉類

■牛肉
すきやき丼 主食 ………………84
牛肉のじゃがいも包み焼き 主菜 29
牛肉のしょうゆ焼き 主菜 ……80
なすとひき肉のカレー煮 主菜 …49
ミートローフ 主菜 ……………113
和風ハンバーグにんじんグラッセ添
　　え 主菜 …………………48

■鶏肉
ささ身のくず打ち 汁 …………43
鶏団子のすき焼き煮 主菜 ……48
鶏つくねと車ふの炊き合わせ 主菜
　　　　　　　　　　　………92
鶏肉とコーンの中華スープ 汁 …46
鶏肉とたまねぎの蒸し物 主菜 …33
鶏肉のハーブ焼きにんじんのグラッ
　　セ添え 主菜 ……………109
マスタードチキンフライ 主菜 …122
和風煮込みハンバーグ 主菜 …90
ソフトつくね（4種） その他 ……60

■豚肉
水ぎょうざ 主菜 ………………50
豚肉の鳴門巻き 主菜 …………90
豚ヒレ肉のピカタ 主菜 ………92
ヒレ肉の揚げおろし煮 主菜 …48
ミートローフ 主菜 ……………113
はくさいと肉団子の中華スープ煮
　　副菜 ……………………53

■卵類
うなぎ入りたまご丼 主食 ………76
小田巻き蒸し 主食 ……………80
かきたまうどん 主食 …………28
全がゆのたまご丼 主食 ………42
天津丼 主食 ……………………40
とろとろオムライス 主食 ………88
温泉たまごのみぞれ汁 汁 ……45
かきたま汁 汁 …………………121
コーンたまごスープ 汁 ………43
キャベツのミモザ風 主菜 ……84
空也蒸し 主菜 …………………50
スクランブルエッグ 主菜 ……116
スパニッシュオムレツ 主菜 …47
だいこんとさけのたまご炒め 主菜
　　　　　　　　　　　……122
豆腐とたまごのいり煮 主菜 …91
ふのたまごとじ 主菜 …………32
野菜サラダのゼリー寄せ 副菜 …56
カスタードプリン デ間 ………95

■乳類
ミルクリゾット 主食 …………41
ライスミルクスープ 汁 ………45
アイスヨーグルト デ間 ………37
杏仁豆腐 デ間 …………………95
カスタードプリン デ間 ………95
キウイのヨーグルトドリンク デ間
　　　　　　　　　　　……128
チーズケーキ デ間 ……………33
なめらか杏仁 デ間 ……………58
ブルーベリーヨーグルト デ間 …76
ミルクくず その他 ……………61

■その他
お米のブラマンジェ デ間 ……127
白玉団子 デ間 …………………127
冷やし抹茶 デ間 ………………96
ミルクティーゼリー デ間 ……96
アイソトニックゼリー その他 …61
お茶ゼリー その他 ……………61
紅茶ゼリー その他 ……………61

著者(執筆順)

金子 英司(かねこ えいじ)　東京医科歯科大学講師
柳沢 幸江(やなぎさわ ゆきえ)　和洋女子大学教授
大谷 幸子(おおたに さちこ)　東京大学医学部附属病院栄養管理室
工藤 秀機(くどう ひでき)　文京学院大学教授
福井 富穂(ふくい とみほ)　滋賀県立大学准教授

編者は巻頭に掲載してあります。

料理制作

柳沢 幸江　和洋女子大学教授
満留 邦子　クッキングアドバイザー(管理栄養士)
岡田 千穂　和洋女子大学助手
熊谷 まゆみ　和洋女子大学助手

料理撮影

川上 隆二

スタイリスト

丸山 かつよ
中島 寿奈美 (アシスタント)

デザイン・レイアウト・DTP制作
さくら工芸社

栄養食事療法シリーズ 9
高齢期の疾患と栄養食事療法

2009年（平成21年）3月10日　初版発行

編　者	渡邉早苗 寺本房子	ほか
発行者	筑紫恒男	
発行所	株式会社 建帛社 KENPAKUSHA	

〒112-0011　東京都文京区千石4丁目2番15号
　　　　　　TEL (03) 3944-2611
　　　　　　FAX (03) 3946-4377
　　　　　　http://www.kenpakusha.co.jp/

ISBN 978-4-7679-6138-5 C3047　　　　亜細亜印刷／常川製本
Ⓒ渡邉，寺本ほか，2009．　　　　　　　　Printed in Japan

本書の複製権・翻訳権・上映権・公衆送信権等は株式会社建帛社が保有します。
JCLS 〈(株)日本著作出版権管理システム委託出版物〉
本書の無断複写は著作権法上での例外を除き禁じられています。複写される場合は，(株)日本著作出版権管理システム (03-3817-5670) の許諾を得てください。

建帛社 創立50周年記念企画 50th ANNIVERSARY 良書とともに

栄養食事療法シリーズ〔全10巻〕

B5判　オールカラー　136～152頁　各巻定価2,205円（本体2,100円＋税）

1　エネルギーコントロールの栄養食事療法
糖尿病，肥満症

2　たんぱく質コントロールの栄養食事療法
腎臓疾患，透析，肝臓疾患

3　脂質コントロールの栄養食事療法
脂質異常症（高脂血症），胆嚢疾患，膵臓疾患

4　食塩コントロールの栄養食事療法
高血圧症，心不全，浮腫，腹水

5　ビタミン・ミネラル・水コントロールの栄養食事療法
貧血，骨粗鬆症，下痢・便秘，ビタミン欠乏症（アルコール依存症），感染症・白血病

6　小児・学童期の疾患と栄養食事療法
食物アレルギー，先天性代謝異常，小児糖尿病，小児肥満

7　思春期・妊娠期の疾患と栄養食事療法
食思不振症，つわりと妊娠悪阻，妊娠高血圧症候群，妊娠糖尿病

8　成人期の疾患と栄養食事療法
メタボリックシンドローム，動脈硬化症，高尿酸血症・痛風

9　高齢期の疾患と栄養食事療法
咀嚼・嚥下障害，褥瘡，リウマチ・膠原病

10　消化器・術前術後・呼吸器・内分泌疾患の栄養食事療法
口腔食道疾患・胃腸疾患，術前術後，呼吸器疾患，内分泌疾患

株式会社　**建帛社** KENPAKUSHA

〒112-0011　東京都文京区千石4-2-15
Tel：03-3944-2611／Fax：03-3946-4377／http://www.kenpakusha.co.jp/